Rauch

Die F. X. Mayr-Kur
und danach gesünder leben

Liebe Leserin, lieber Leser,

Sie halten ein Buch mit der Kennzeichnung »Das Original von TRIAS« in den Händen – und fragen sich vielleicht, was das bedeutet?
Der TRIAS Verlag legt großen Wert darauf, gemeinsam mit seinen Autorinnen und Autoren »Original-Methoden« zu entwickeln, die einzigartig sind und die von uns erstmals publiziert werden. Unsere Autorinnen und Autoren arbeiten kontinuierlich an diesen speziell für un-seren Verlag entwickelten Inhalten und der Erweiterung dieser »Original-Methode«.
Mit unseren »Original-Methoden«-Büchern liegen Sie immer richtig – es sind allesamt Er-folgstitel im TRIAS Programm. Für das Vertrauen, das Sie uns schenken, bedanken wir uns bei dieser Gelegenheit sehr herzlich.

Ihr TRIAS Team

Der Autor

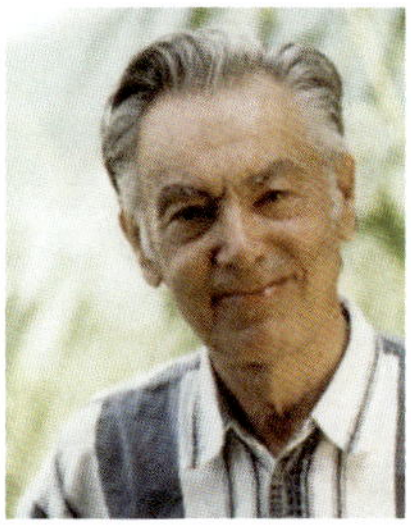

Medizinalrat Dr. Erich Rauch (1922–2003) war einer der bedeutendsten Schüler des österreichischen Fastenarztes Dr. Franz Xaver Mayr. Rauch hat die Therapiemethode weiterentwickelt und gelehrt. Er machte sie durch zahlreiche Ratgeberbücher einer breiten Leserschaft zugänglich. 1976 eröffnete Rauch als eines der ersten seiner Art das Gesundheitszentrum Golfhotel am Wörthersee, an dem er bis zu seinem Ruhestand als Chefarzt arbeitete und Tausende Patienten im Sinne der Mayr-Medizin behandelte. Daneben widmete er sich der Ausbildung von Mayr-Ärzten und reformierte die Gesellschaft der Mayr-Ärzte ganz entscheidend.

Dr. med. Erich Rauch

Die F. X. Mayr-Kur

und danach gesünder leben

Richtig entschlacken, den Darm sanieren und die passende Ernährung für sich entdecken

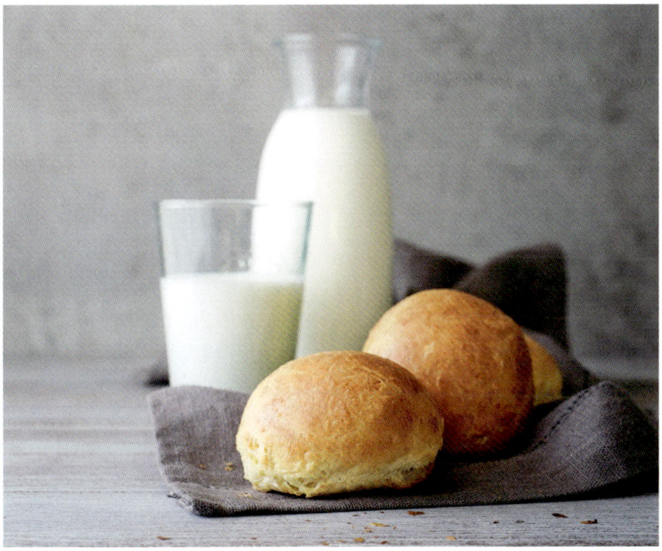

TRIAS

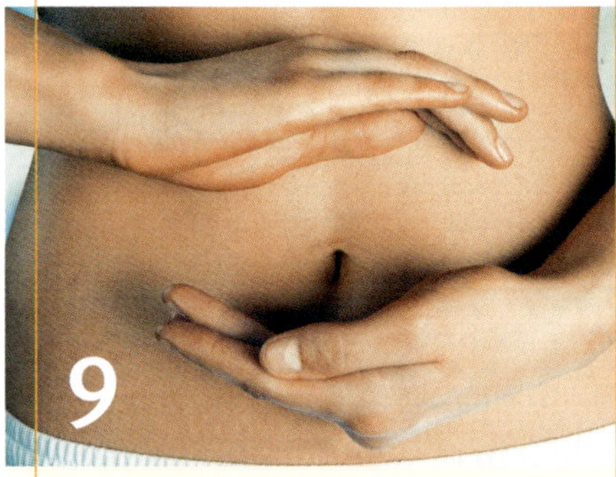

Was ist Verschlackung?

Der Begriff »Schlacken« wird immer wieder missverstanden, dabei beschreibt er ganz einfach und anschaulich die Abfallprodukte des Stoffwechsels, die der Körper nicht mehr rechtzeitig weitertransportieren, abbauen und ausscheiden kann. Dieser »Müll« lagert sich an verschiedensten Stellen im Körper ab und behindert dadurch das gesunde Funktionieren des Organismus. Bei Fastenkuren und Darmspülungen treten die Darmschlacken sichtbar zutage, in Form von alten, übel riechenden, harten Kotanteilen. Zum Teil gehen regelrechte Kotsteine ab.
Bindegewebe, Blut, Muskeln, Gelenke und Nerven können ebenfalls verschlacken und übersäuern: Schlacken in Kapseln und Gelenken führen zu Versteifungen und Arthrosen, Ablagerungen von Harnsäurekristallen bilden Rheuma- oder Gichtknötchen etc.

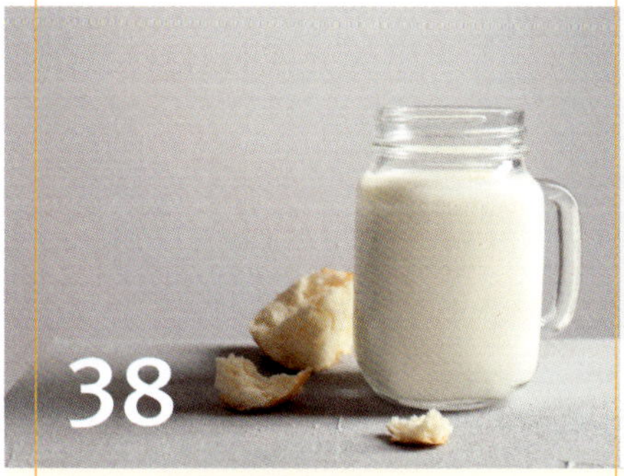

©New Africa/stock.adobe.com

Die Heilprinzipien nach Mayr

Um zu gesunden, werden in der Mayr-Kur die drei Heilprinzipien Schonung, Säuberung und Schulung angewandt:
Die **Schonung** dient der Erholung und der Regeneration. Man isst und trinkt gemäß der individuell angepassten Mayr-Diät nur so viel, wie der Verdauungsapparat verarbeiten kann und der Körper tatsächlich benötig; Ruhe, Auskosten der Mahlzeiten und vor allem gründliches Kauen gehören dazu.
Säuberung: Die Darmverschmutzung wird beseitigt und das Selbstreinigungsvermögen des Verdauungstraktes wieder hergestellt. Dazu gehören das Trinken von salinischen Wässern, reichlich Trinkwasser und Heilpflanzentees, manuelle Bauchbehandlung sowie weitere Maßnahmen wie Wickel und evtl. Einläufe.
Schulung: Das veränderte, neue Essverhalten wird intensiv eingeübt.

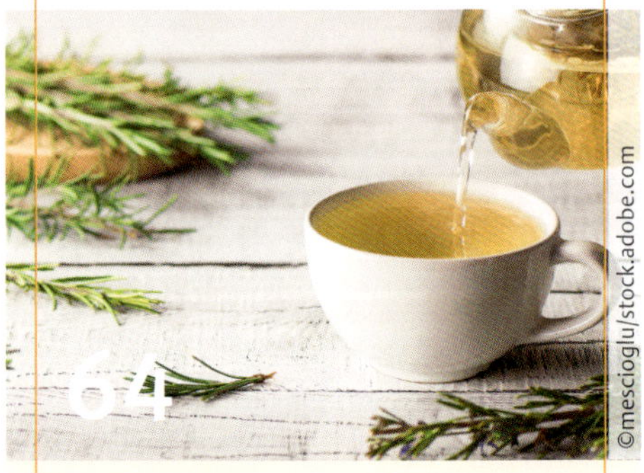

©mescioglu/stock.adobe.com

Den Säure-Basen-Haushalt ausgleichen

Die Übersäuerung lässt sich erfolgreich bekämpfen:

- Jede Fasten- oder Milch-Diät nach Mayr wirkt entlastend, entschlackend und entsäuernd.
- Die Kardinalfehler der Ernährung vermeiden und die Mayr-Esskultur pflegen. Jedes Zuviel übersäuert!
- Die Ernährungsweise umstellen auf reichlich basenbildende und wenig säurebildende Kost.
- Reichliches Trinken von basischen Heilpflanzentees und Mineralwässern.
- Mehr Bewegung an frischer Luft, d.h. mehr Kohlensäure-Ausatmung über die Lungen.
- Entsäuerung über die Haut, durch Wasseranwendungen, Sauna oder Schwitzen.
- Positive Lebenseinstellung und gezielte Autosuggestionen; auch »saure« Gedanken machen den Stoffwechsel sauer!
- Gezielte Basentherapie.

Einleitung

»Der chronische Verdauungsschaden ist es, der den Menschen krank, vorzeitig alt und hässlich macht.« F. X. Mayr

Im Jahre 1957 erschien erstmals die Vorläuferschrift dieses Buches: *Die Darmreinigung nach Dr. F. X. Mayr.* Mit 43 Auflagen und zahlreichen fremdsprachigen Übersetzungen hat sie die Mayr-Kur weltweit bekannt gemacht. Dadurch ist die Zahl ihrer überzeugten und begeisterten Anhänger fortlaufend gestiegen. Die Heilerfolge erklären sich aus der Tatsache, dass diese Kur an der Hauptursache oder einer wesentlichen Mit-Ursache vieler Gesundheitsstörungen, Krankheiten und Leiden des heutigen Menschen direkt angreift.

wichtig

Die Ursachenkette der Zusammenhänge wurde mit der Kurzformel bezeichnet:
kranker Darm – krankes Blut – kranker Mensch

Die Mayr-Therapie ist eine intensive diätetische Behandlung. Sie dient einesteils der aktiven Gesundheitspflege und -erhaltung, andererseits der Verbesserung bis Heilung von Verdauungs-Stoffwechsel- und anderen Zivilisationsschäden. Im Vordergrund steht dabei die Darmreinigung, -entschlackung und -entgiftung. Diese wirkt sich in der Folge regenerierend auf Blut und Körpersäfte, Zellen, Gewebe und schließlich auf den ganzen Menschen in seiner körperlich-seelischen Einheit aus. Daher die Bezeichnung »königlicher Heilweg«.

Ein besonderes Anliegen der Mayr-Medizin ist die aktive Gesundheitsvorsorge. Dem heutigen Menschen ist es wohl selbstverständlich, für sein geliebtes Fahrzeug von Zeit zu Zeit einen Service durchführen zu lassen. Er weiß, dass Vorsorgen besser und billiger ist als vermeidbare Pannen und teure Reparaturen. Aber er weiß viel zu wenig davon, dass auch er für die Erhaltung und Verbesserung seiner Gesundheit und Leistungsfähigkeit von Zeit zu Zeit entsprechenden Service nötig hätte. Ob er sich nun »ziemlich gesund«, »halbgesund« oder schon eher »halbkrank« fühlt: Eine möglichst frühzeitig durchgeführte Entschlackung und Entgiftung seines Organismus kann ihm deutlich helfen, seinen Gesundheitszustand anzuheben und sich etwaig drohende und üble Überraschungen für die Zukunft zu ersparen.

Das häufigste Anwendungsgebiet der Mayr-Therapie stellen die heute enorm verbreiteten chronischen Zivilisationsleiden dar, die meist deutliche Zusammenhänge mit Ernährungs-, Verdauungs- und Stoffwechselschäden aufweisen. Dabei kommt der heute vorwiegend üblichen ungesunden Küche eine Hauptrolle zu, besonders der übersäuernden Fleisch-Fett-Zucker-Weißmehl-Salz-Alkohol-Kost, die zu einer unzureichenden Verstoffwechselung im Verdauungsapparat und einer Gesamtbelastung des Organismus führt.

Wenn heute der üblichen offiziellen Medizin oft der Vorwurf gemacht wird, sie ziele bei der Behandlung der Zivilisationsleiden nur auf die Bekämpfung der Symptome, oft dazu mit nebenwirkungsreichen Medikamenten, so trifft dieser Vorwurf auf die Mayr-Methode nicht zu. Diese Methode wirkt auf die Behebung der Ursachen hin und sorgt für die Verbesserung des Ernährungs-Verdauungs-Stoffwechselzustandes, der beim heutigen Wohlstandsbürger fast allgemein verbreitet mangelhaft ist. Es ist das historische Verdienst Dr. F. X. Mayrs, erkannt zu haben:

wichtig

Der chronische Verdauungs-Stoffwechselschaden des heutigen Menschen ist der Zivilisationsschaden Nummer eins! Er untergräbt schleichend die Grundgesundheit und fördert die Entstehung der meisten Zivilisationsleiden.

Mit der Mayr-Therapie lassen sich auch nur deshalb so viele körperliche und seelische Leiden erfolgreich behandeln, weil diese Therapie einesteils auf die Ursachenbehandlung zielt und anderenteils dem Patienten die Möglichkeit gibt, durch seine eigene Mitarbeit in der Kurdurchführung seine Gesundungsvorgänge, aus eigener Kraft zu unterstützen. Es ist die aktive Mitarbeit des Patienten, die entscheidend dazu beiträgt, brachliegende Heilkräfte zu mobilisieren, sein Immunsystem zu stärken und alle ordnenden Selbstregulationen zu aktivieren.

Dazu dienen die Richtlinien in diesem Buch und alle Hinweise, die über die engen Zusammenhänge zwischen unserer Ernährungsweise, unserer Verdauung und unserer Gesundheit informieren. Es ist die richtige Information, die zur richtigen Motivation und schließlich zum bestmöglichen Gelingen führt. Die Mayr-Kur und das »Leben nach dem Mayr-Gedanken« geben uns dazu die Chance.

WISSEN

Der ideale Einstieg

Meine Erfahrungen anhand von über 35 000 von mir seit 1951 geleiteten Mayr-Kuren haben darüber hinaus ergeben: So erfolgreich und heilsam die Mayr-Kur an sich schon sein mag, so wichtig ist es aber auch, sie danach nicht gleich wieder zu vergessen, sondern sie als idealen Einstieg in eine direkt nachfolgende gesündere Ernährungsweise zu nutzen. Anstatt die alten Fehler wieder einreißen zu lassen, gilt es nun, seine Ernährungsweise grundlegend gesünder zu gestalten.

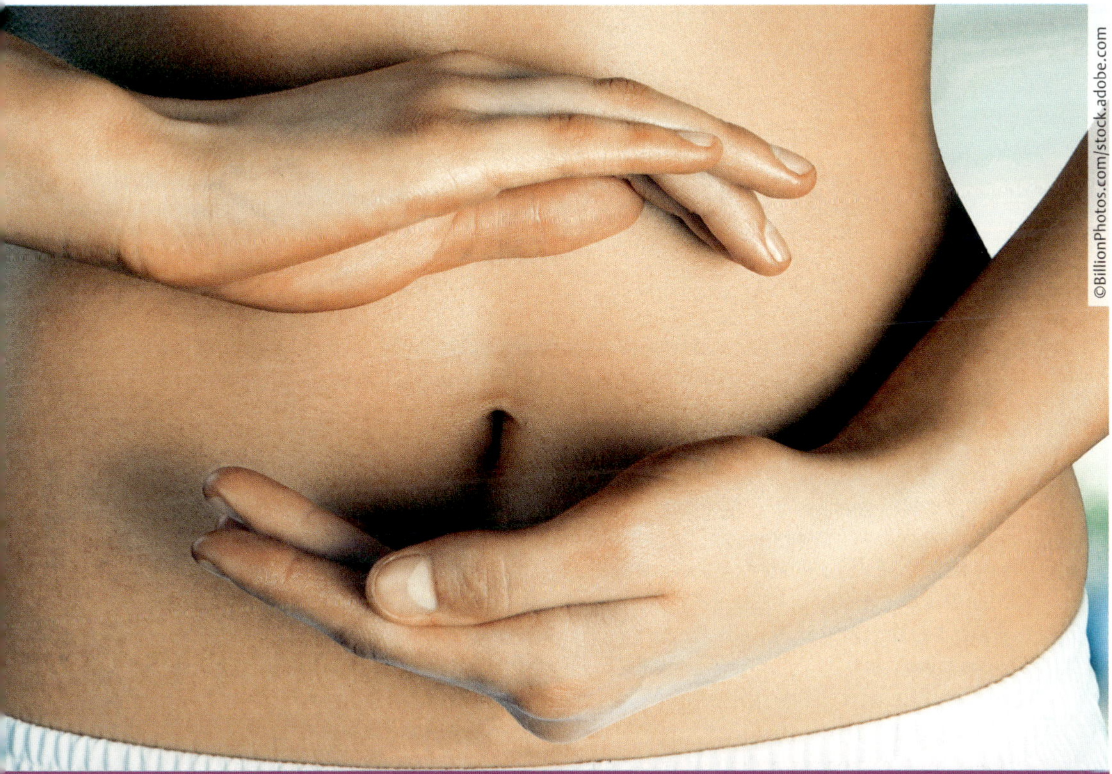

©BillionPhotos.com/stock.adobe.com

Verdauungsschwäche – Zivilisationsleiden Nr. 1

Das erste Kennzeichen der Gesundheitsminderung ist die Leistungsschwäche unserer Verdauungsorgane. Hinzu kommen Verschlackung und Übersäuerung.

Was schon die Alten wussten

»Wer in der Heilkunde das Vergangene nicht ehrt und immer nur nach Neuem sucht, der täuscht sich selbst und die anderen.« Hippokrates

Der »Vater der Medizin«, Hippokrates, dessen überragende Weisheit wir auch heute noch bewundern, hat als Summe seiner Gesundheitslehre zwei Hauptregeln aufgestellt:

- Der Mensch soll sich nicht übersättigen; und
- er soll sich nicht übermüden.

Hippokrates lehrte weiter: »Wer stark, gesund und jung bleiben will, sei mäßig, übe den Körper, atme reine Luft und heile sein Weh eher durch Fasten als durch Medikamente.«

Ein anderer Großer, ein glänzender Vertreter der Blütezeit der spätantiken Heilkunde, war Maimonides (1135–1204), Leibarzt des ägyptischen Sultans Al Aftal. Er beschrieb als Erster die drei klassischen Aufgaben der Heilkunde:

- Beratung der Gesunden
- Betreuung der Halbgesunden
- Behandlung der Kranken

Die Behandlung habe durch Diät zu erfolgen. Falls Diät nicht ausreichen sollte, sind medikamentös wirkende Lebensmittel zu wählen und erst als letzte Maßnahme Medikamente.

In seinen Regeln gesunder Lebensführung lehrt Maimonides:

- Überreichliche Mahlzeiten wirken auf jeden Körper wie Gifte und sind Hauptursachen für alle Krankheiten.
- Der Weise isst nicht alles, was der Gaumen begehrt, wie der Hund oder Esel.
- Meist genügen die Hälfte bis drei Viertel der üblichen Nahrungsmenge.
- Man esse auf keinen Fall, bis der Bauch voll ist, sondern etwa ein Viertel weniger als bis zur völligen Sättigung: »Man ziehe seine Hände vom Essen, solange noch Appetit vorhanden ist!«

wichtig

Die Zusammenfassung seiner Lebensregeln heißt: »Solange der Mensch Gymnastik betreibt, körperlich viel arbeitet, nicht ganz satt ist und leichten Stuhlgang hat, stellt sich keine Krankheit ein.«

Diese und ähnliche Richtlinien finden sich im Laufe der Jahrtausende zu allen Zeiten und in allen Ländern mit Hochkultur, vom Fernen und Nahen Osten (China, Japan, Indien, Ägypten, Arabien usw.) bis zum Westen. Sie haben bis heute nichts von ihrer Aktualität verloren. Leider übernimmt keine Zeit die überzeitlichen

Weisheitslehren früherer Epochen. Und dies schon gar nicht, wenn solche Lehren dem Verlangen nach ungestörtem Genießen, falscher Lebensweise und sorglosem Umgang mit der eigenen Gesundheit entgegentreten. Der Rat, der Mensch sollte als geistiges Wesen mehr Eigenverantwortung für sein Leben entwickeln und bewusst, aktiv seine Gesundheit ständig neu erwerben, findet selten offene Ohren. Meist wird er als Störung bei lieb gewordenen Gewohnheiten empfunden, abgelehnt oder verspottet.

Charakteristisch dafür ist eine Statistik, die bereits aus dem Jahre 1988 stammt. Demnach haben »ernährungsbedingte Krankheiten als Folge der Schlarafferei der Bundesbürger« das deutsche Gesundheitswesen jährlich 42 Milliarden Mark gekostet (Med. Tribune 42, X.88). 8,5 Millionen Bundesbürger wiesen schon damals deutliches Übergewicht auf, 16,5 Millionen Bluthochdruck- oder Herz-Kreislauf-Leiden, 10 Millionen Verstopfung, 1,8 Millionen Gicht, 6–12 Millionen Fettstoffwechselstörung und andere bekannte ernährungsbedingte Leiden. Damit wurde aber nur der relativ kleine Teil von Leiden erfasst, der vordergründig mit Fehlernährung zusammenhängt. Der Anteil an Leiden aber, der indirekt und somit hintergründig durch die übliche Wohlstandskost oder sonstige falsche Ernährungsgewohnheiten mitverursacht oder wesentlich verschlimmert wird, ist um ein Vielfaches größer. Laut US-Gesundheitsbehörde in Washington litten im Jahr 2000 weltweit bereits 1,1 Milliarden Menschen an Übergewicht. Dementsprechend ist auch die Zahl der direkt und indirekt ernährungsbedingten Leiden unaufhörlich weiter angestiegen. Merke: Fehlernährung und Fehlverdauung sind entsprechende Folgen.

Es ist der Bauch, für dessen Befriedigung ein großer Teil der Menschen arbeitet – und der ihnen die meisten Leiden bringt.

So muss jede Zeit alte Weisheiten für sich neu entdecken und neue, dem jeweiligen Zeitgeist entsprechende Formen finden.

Der Entdecker unserer Zeit, der Arzt und Forscher Dr. F. X. Mayr (1875–1965), kam im Laufe seiner über 50 Jahre währenden Forschungstätigkeit zu grundsätzlich gleichen Ergebnissen, unabhängig von den Ärzten vor ihm. Darüber hinaus gelang es ihm als Erstem in der Geschichte der Medizin, die Wahrheit der alten Lehren mit einer eigenen Diagnostik wissenschaftlich zu untermauern.

Die Vorfeld- und Gesundheitsdiagnostik nach F. X. Mayr

»Wir werden die wahre Gesundheit nur entdecken, wenn wir uns von der Menge trennen. Denn die Masse steht im Gegensatz zur rechten Vernunft und verteidigt ihre eigenen Übel und Leiden. Lasst uns fragen: Was ist das Beste? Und nicht, was ist das Übliche?!« Lucius Annaeus Seneca (55 v.–41 n. Chr.)

Es besteht ein Unterschied zwischen der bestmöglichen Gesundheit, also der »Vollgesundheit«, und der mehr oder minder beeinträchtigten zivilisationsbedingten Durchschnittsgesundheit. Während die heute übliche Durchschnittsgesundheit meist nur mehr eine Halb- oder Scheingesundheit darstellt, ist die Vollgesundheit der erstrebenswerte Idealzustand, an dem es in gesundheitlicher Hinsicht nichts zu verbessern gibt. Im klassischen Altertum galt die Vollgesundheit allein als Gesundheit. Dies ist verständlich, da die Heilkunde damals, und danach noch durch zwei Jahrtausende vorwiegend eine Lehre der Gesunderhaltung war – im Gegensatz zu heute, wo sie zu einem bloßen System der Krankenversorgung und -versicherung abgebaut wurde. Die Richtlinien der früheren, alle Lebensbereiche umfassenden Ordnungs- und Gesundheitslehre, der sogenannten Diaita, sind auch heute noch zu wesentlichen Teilen vorbildgebend (siehe Tabelle). Damals war jeder strebsame Mensch bemüht, möglichst gesundheitsbewusst zu leben, sich diszipliniert zu ernähren, zeitweilig zu fasten, tugendhafte Leibesertüchtigung zu betreiben und sich durch geistig-religiöse Bemühungen mit der Sinnhaftigkeit des Lebens auseinanderzusetzen. Das Ziel war eine möglichst hochwertige Lebens- und Gesundheitskultur auf allen Ebenen.

Die heute vorherrschende Auffassung über Gesundheit ist von diesem Optimalbild weit entfernt. Die umfassende Diaita wurde zur bloßen Diät degradiert, und unter Gesundheit versteht man nicht mehr das Vorhandensein positiver Kriterien oder hochwertiger Funktionen, sondern lediglich das Fehlen negativer Symptome, krankhafter Befunde, abnormer Laborwerte. Gesundheit gilt als Zustand des Nicht-Krank-Seins.

Im Gegensatz dazu ist die Diagnostik nach Mayr auf dem Begriff der Vollgesundheit aufgebaut. Mayr hat sein Leben lang nach ihr geforscht, hat die diagnostisch erfassbaren Kriterien der wirklichen Gesundheit des menschlichen Körpers gesucht und dabei gefunden:

Diaita der alten Ärzte.

Diaita, wörtlich Ordnung, ist die aus dem klassischen Altertum stammende Lehre zur Pflege, Erhaltung und Wiederherstellung der Gesundheit. Als Richtlinien der Lebensordnung dienten die	
Regimina Sanitatis (Gesundheitsregime)	
Aer (Luft)	Sorge für reine und ausreichende Frischluft (Sauerstoff!), saubere Umwelt, richtiges Atmen, Luft, Licht und Wasseranwendungen, Hygiene aller Lebensbereiche.
Cibus et potus (Speise und Trank)	Maßvolle gesunde Ernährungsweise, reichliche Zufuhr bekömmlicher Flüssigkeiten, Einhaltung von Fastenregeln, Meiden ungesunder Nahrungs-, Genuss- und Suchtmittel, gesunde Ernährung.
Motus et quies (Aktivität und Passivität)	Ausgewogenes Gleichgewicht von Bewegung und Ruhe; von Arbeit und Feierabend; Stress und Muße, Leistung, auch Körpertraining, Gymnastik, Fit-Erhaltung und Erholung.
Somnus et vigilia (Schlafen und Wachen)	Gesunder Rhythmus im Wachen und Schlafen, auch Beischlafen, Erhaltung der äußeren und inneren Ruhe, auch Meditation, Schutz gegen Lärm, Überforderung, Exzesse, Süchte und andere krankmachende Faktoren; allgemeine Bewahrung von Schäden.
Excreta et Secreta (Ausscheidung und Sekretion)	Stoffwechselpflege, Reinhaltung der Körpersäfte, ausreichende geregelte Ausscheidungen von Stuhl, Harn, Schweiß, Menses.
Affectus animi (Psychohygiene)	Pflege eines kultivierten Lebensstils, positiver seelisch-geistiger Aufbau, Philosophie, Sinngebung des Lebens, Religiosität, innerliche Lebenskultur.

- Kennzeichen des optimal gesunden Bauches und seiner Organe
- Kennzeichen der optimal gesunden Körperhaltung
- Kennzeichen der optimal gesunden Körpersäfte (humoraldiagnostische Zeichen aus dem Gewebezustand)

Diese mess- und überprüfbaren Zeichen lassen erkennen:

- Die Mehrzahl der nicht kranken Personen befindet sich heute im Zustand der Halb- oder Scheingesundheit.
- Die Halbgesundheit geht mit beginnender Verschlackung, Säurebelastung oder sonstigen Frühschäden des Organismus einher. Dazu zählen Zahn- und Zahnfleischschäden wie Karies, Parodontose, Gebissfehlstellungen ebenso wie Haltungsschäden (schon bei Schulkin-

dern!), Nahrungsunverträglichkeiten, Allergien, Infektanfälligkeit oder Pilzbefall.

- Die übliche medizinische Diagnostik mit Labor, Röntgen, Ultraschall ist zwar in der Lage, viele organische Krankheitsprozesse aufzudecken, vermag es aber nicht, deren Vor- und Frühphasen zu erkennen. Daher halten sich so viele Menschen mit unauffälligen Befunden für »verbrieft und versiegelt« kerngesund und leiten daraus die Berechtigung ab, weiterhin einen sorglosen Umgang mit der eigenen Gesundheit fortsetzen zu können.
- Die Mayr-Diagnostik weist hingegen schon bei vielen Frühschäden messbare Abweichungen nach und vermittelt dadurch die wichtige Motivation, nicht mehr alles beim Alten zu lassen, bis gesundheitliche Katastrophen eintreten, sondern aktiv Förderliches für die Gesundheit zu unternehmen.

Mit seiner Diagnostik schuf F. X. Mayr nicht nur eine Grundlage für eine neue Form der Heilkunde, sondern auch für eine aktive Vorsorge- und Gesundheitsmedizin.

Über die Alterungsvorgänge

»Lange leben wollen alle, aber alt werden will keiner.«
Johann Nestroy (1801–1862)

Bei der Zustandsbeurteilung des Menschen spielen sein Lebensalter und der Grad seiner altersbedingten Veränderungen eine große Rolle. Zahlreiche Abnützungs-, Abbau- und Ablagerungsprozesse setzen bei den meisten Personen viel früher ein, als sie annehmen. Schon bei Schulkindern finden sich heute häufig überhöhte Blutfettwerte: 77,5 Prozent von 236 untersuchten Schülern wiesen Blutfettwerte über dem empfohlenen Grenzwert von 160 mg/dl Blut auf (Medical Tribune Österr., vom 6. 10. 99!) und bei 20-Jährigen sind Cholesterin- bis Kalkablagerungen in Herzkranz- und Gehirngefäßen keine Seltenheit. Auch die Atemkapazität nimmt beim Jugendlichen meist nur bis zum 20. Lebensjahr zu, um danach von Jahr zu Jahr abzunehmen. Daher gehört etwa ein Fußballer mit 30 Jahren, dem zunehmend rascher »die Luft ausgeht«, schon bald zum »alten Eisen«, und die Resultate anderer Leistungssportler sinken danach immer deutlicher ab. Zwischen den späteren 30er und 40er Jahren setzt statistisch nachgewiesen die regelrechte Alterung der Atemfunktionen ein, sodass Männer mit 60 Jahren im Schnitt schon eine schwächere Atemfunktion aufweisen als 9-jährige Kinder!

Diese und andere Veränderungen decken auf, wie sich der unbekümmert dahinlebende »Durchschnittsgesunde« nahezu automatisch immer mehr von seiner gesundheitlichen Bestform entfernt. Die Vorgänge in den Körperzellen zeigen das entsprechende Bild. Die Lebensdauer der allermeisten der 50 Billionen (!) Körperzellen des Organismus sowie ih-

Lebensdauer einiger Körperzellarten.

rote Blutkörperchen	bis 100 Tage
weiße Blutkörperchen (neutrophile Granulozyten)	1 ½ Tage
Magenschleimhautzellen	3–6 Tage
Leberzellen	10–20 Tage
Nierenzellen	10–20 Tage
Dickdarmschleimhautzellen	3–8 Tage
Gebärmutterschleimhautzellen	5–6 Tage

rer Teilstrukturen ist wesentlich kürzer (siehe Tabelle). »In längstens 100 Tagen, ja in 50 Tagen sind sie mindest einmal, meistens mehrmals, abgebaut, aufgebaut, wieder abgebaut, zerlegt, entgiftet und ausgeschieden. Nach wenigen Tagen und Wochen ist alles ausgetauscht, alles, was Zelle ist oder Teilstruktur einer Zelle, alles, was lebt in unserem Körper, was einen Kern hat, was Sauerstoff atmet, alles, was agiert, reagiert und produziert … Ein ständiges Sterben und Neuwerden in unserem Körper«.

So ist fast alles ständig im Fluss. Entscheidend ist nur, ob die unentwegt millionenfach ablaufenden Aufbau-, Reparations- und Erneuerungsprozesse Balance halten mit den gleichzeitig stattfindenden Abbau-, Degenerations- und Alterungsvorgängen.

Schematisch sagt man vom Gesunden, ein Viertel seiner Körperzellen sei jung und im Heranwachsen, zwei Viertel seien voll leistungsfähig und das letzte Viertel sei verbraucht und im Absterben. Bei Krankheit und Alterung stellt sich ein Ungleichgewicht in diesem Verhältnis ein. Der kränkelnde und alternde Anteil nimmt überhand.

Die Entscheidung darüber hängt – abgesehen von der erbbedingten Konstitution – von unserer Ernährungs- und Lebensweise ab. Daher besteht so oft ein enormer Unterschied zwischen dem Kalenderalter und dem biologischen Alter. Das Geburtsdatum muss durch lange Zeit keine wesentliche Rolle spielen. Es gibt erschreckend viele junge Greise, aber auch viele alte Junggebliebene.

wichtig

Die Weichenstellung zwischen dem relativen Gesund- und Jungbleiben oder dem Kränker- und Älterwerden vollzieht sich somit tagtäglich, ja sogar ununterbrochen in uns.

Fast jeder Leistungsknick, jedes Nachlassen der Gehirnfunktionen, Konzentrationsmängel, Vergesslichkeit, Alterungsvorgänge an Haut, Haaren, Nägeln, Bindegewebe und Augen gehen mit Schlackenbelastung der befallenen Gewebe einher. Daher führt jede Ausscheidung von Schlacken zu einer Gewebeverjüngung. Ein beachtlicher Teil der Alterungs- und Degenerationsprozesse lässt sich durch regelmäßige Entschlackung oft lange Zeit hintanhalten oder verhindern. Wichtig sind: Mäßigkeit im Essen und Trinken, Freude an körperlicher Bewegung und ein reges geistiges Interesse. Bernat Baruch, Berater mehrerer amerikanischer Präsidenten, der bis ins höchste Alter geistig voll aktiv blieb, erklärte: »Wie alt ich auch bin, für mich beginnt das Alter immer 15 Jahre später!«

Zellregenerativ und gewebeverjüngend wirken Entschlackungskuren. Wer Laborwerte »lesen« kann und einige Tausende von Befunden gesehen hat, wird immer wieder staunen, was sich durch sie noch verbessern lässt (siehe S. 90).

Enteropathie als Grundübel des Zivilisationsmenschen

»Der Darm ist der Vater aller Trübsal.« Arabisch

Nach Dr. Mayrs Forschungen besteht das erste Kennzeichen der Gesundheitsminderung des Zivilisationsmenschen in einer Leistungsschwäche der Verdauungsorgane. Diese Störung bezeichnen wir heute als »Enteropathie nach Mayr«. Sie kann schon seit Generationen bestehen, sie kann auch erworben sein und wird meist noch verschlimmert durch die allgemein übliche Überfütterung und sonstige Fehlernährung (Süßigkeiten, Junk- und Fastfood) von frühester Kindheit an. Mayr bezeichnete diese Verdauungsschwäche als das »verbreitetste, verhängnisvollste und dennoch unbekannteste Übel.«

wichtig

Aus gutem Grund sollte sich jeder moderne Mensch die Frage stellen: Bin ich denn wirklich verdauungsgesund? Unter »wirklich verdauungsgesund« ist allerdings mehr zu verstehen als das tägliche Ausscheiden von Stuhl.

Zum Verdauen gehört vor allem auch das richtige Aufschließen der aufgenommenen Nahrung und das Umwandeln in Körpersubstanz, Kraft und Energie. Mangelhafte Verdauung kann sich zeigen an Beschwerden der Verdauungsorgane von der Mundhöhle bis zum After. Auch Zahnfleischentzündungen, Magen-, Darm-, Leber-, Gallen- und Bauchspeicheldrüsenstörungen gehören zu den gängigen Beschwerden ebenso wie übler Mundgeruch, Luftaufstoßen, Sodbrennen, Völlegefühl, Magendrücken, Appetitlosigkeit, Heißhunger, Blähungen, aufgetriebener Leib, Schwäche- und Müdigkeitszustände nach dem Essen, Stuhlverstopfung, Durchfall und andere Abweichungen der Stuhlbeschaffenheit.

Stuhl des Gesunden. Der Stuhl des Gesunden wird ohne Hilfsmittel, auch ohne Leinsamen, Weizenkleie oder Milchzucker alltäglich leicht und schnell abgesetzt, ohne mühsame oder lange »Sitzungen«. Er ist wurstförmig und infolge eines Schleimüberzuges an der Oberfläche so glatt, dass er beim Entleeren den After nicht beschmutzt. Daher ist Toilettenpapier kaum erforderlich. Je mehr man davon zur Säuberung benötigt, desto abnormer ist die Stuhlbeschaffenheit durch Zersetzungsvorgänge im Darm. Daher sagte Dr. Mayr: »Das Toilettenpapier ist das Reagenzpapier des Darms!«

Der Stuhl des Gesunden weist nur einen geringen charakteristischen Geruch auf.

Es ist kein Geheimnis, dass nur zeitgerecht entleerter Stuhl geruchsarm ist, während jede Verzögerung zu intensiver bis fast unerträglicher Geruchsbelästigung führen kann. Der Nachfolgende kann die Toilette kaum betreten. Säuerlicher Geruch spricht für Darmgärung, auffallend übler Geruch für Darmfäulnis.

Bei jeder chronischen Verdauungsschwäche (Enteropathie) besteht eine Veränderung der Bauchform. Solche veränderten Bauchformen lassen sich meist ziemlich weitgehend zurückbilden. Daher bietet die Kenntnis über eigene Abweichungen eine gute Motivation für Gegenmaßnahmen.

Schon Paracelsus (1494–1541), der größte Arzt der beginnenden Neuzeit, hat geraten: »Wie es der Hund in der Nase hat, so sollt ihr es in den Augen haben, und die Formveränderungen des Leibes durch die (abnorme) Anatomie erkennen.«

Die Bauchformen nach F. X. Mayr

»Der Bauch ist der Mittelpunkt des Lebens. Hundert Krankheiten haben dort ihre Wurzeln.« Chinesisch

Im gesunden Körper weisen alle Organe bestimmte Normgrößen auf. Abweichungen von diesen Normen sind Krankheitszeichen. Diese zeigen sich beispielsweise in einer Vergrößerung des Herzens, der Leber, der Schilddrüse, Gebärmutter oder aber im Magen-Darm-Trakt. Dort zeigen sich die ersten Krankheitszeichen als Größenveränderungen im Kaliber des Magen-Darm-Schlauches, das sowohl Verengungen (Verkrampfungen) wie Erweiterungen (Erschlaffungen) aufweisen kann. Wenn solche Kaliberveränderungen größere Teile des Verdauungsschlauches erfassen, dann übertragen sie sich entsprechend auf Größe und Form des ganzen Bauches: Ein vorwiegend verengt-verkrampfter Magen-Darm-Trakt bewirkt einen »Hohlbauch«, d. h. einen verkleinerten, eingezogenen und harten Bauch (Kahnbauch nach Mayr). Er weist auf einen schon stärker geschädigten entzündeten Dünndarm hin. Ist der Magen-Darm-Trakt jedoch vorwiegend erschlafft und erweitert, so verursacht er durch sein vermehrtes Volumen einen entsprechend vergrößerten Bauch. Im Folgenden möchte ich auf einzelne Bauchformen näher eingehen.

Gasbauch. Hier sind die erweiterten Darmschlingen vorwiegend mit Darmgasen gefüllt. Da Gas leichter ist als Luft, zeigt sich beim Stehen zunächst eine mäßige Vorwölbung oberhalb des Nabels. Bei stärkerer Erschlaffung und Gasfüllung wird der ganze Bauch immer mehr ausgebuchtet bis zum ballon- oder kugelförmigen Gasbauch (siehe S. 20, Bild 3, 4 und 5).

Schlaffer Kotbauch. Hier befinden sich in den erschlafften Gedärmen vorwiegend

Speisereste und Fäkalstoffe. Da sie schwerer sind als Luft, drängen sie beim Stehen nach unten. Dadurch wird der Bauch unterhalb des Nabels vorgewölbt, oft bis zur sackförmigen Ausbuchtung (siehe S. 20, Bild 6 und 7).

Die Hauptmasse des Immunsystems (70 bis 80 %!) hat im Darmlymphsystem ihren Sitz.

Entzündlicher Kotbauch (»Spitzbauch«). Er entsteht aus dem schlaffen Kotbauch, wenn sich dort schon seit längerer Zeit Kotrückstände abgelagert haben, die schließlich durch giftige Zersetzung die Darmschleimhaut reizen und entzünden. Eine solche Entzündung führt zu einer Selbstschutzmaßnahme der befallenen Gedärme. Sie ziehen sich (etwa wie ein Igel in der Abwehrstellung) eng zusammen und bewirken so einen harten druckschmerzhaften und um die Nabelgegend spitz vorragenden Bauch (siehe S. 20, Bild 8, 9 und 10).

Da die Darmgifte an den entzündlich veränderten Schleimhautstellen unbehinderter in die Lymphe eindringen können, verursachen sie eine Giftbelastung und Stauung der Darmlymphe, ein sogenanntes Lymphödem im Gekröse. Das Gekröse wird dadurch dicker und schiebt wie eine Faust von rückwärts das Darmpaket nach vorne, was die Härte und die Spitzform des Bauches zusätzlich verstärkt (siehe folgende Abb.). Die Entzündungsvorgänge übertragen sich oft auf die rückwärtige Umgebung und führen zum verbreiteten Kreuzschmerz-Symptom »aus unbekannter Ursache«. Außerdem verschlechtert die gestaute giftbelastete Darmlymphe die allgemeine Widerstandskraft. Beim Spitzbauch ist immer mit einer schlei-

▼ a: Gekröseschema mit Dünndarmschlingen, Normalzustand (nach Weiss).
b: Zustand bei entzündlichem Kotbauch. Gekröse durch Lymphstauung ödematös geschwollen; drückt wie eine Faust von hinten den Darm nach vorne (Spitzbauch).

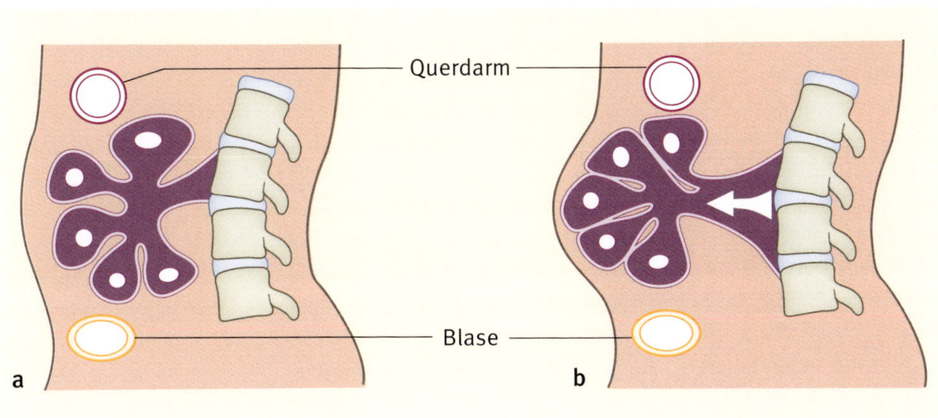

Die Bauch- und Haltungsformen nach F. X. Mayr

Wenn Sie sich unbekleidet, lässig entspannt vor den Spiegel stellen, können Sie zunächst Ihre Bauchform feststellen; danach Ihre Haltungsart. Wer dem Bild 1 oder 2 nicht völlig entspricht, weist zumindest schon leichte Verdauungsschäden nach F. X. Mayr auf.

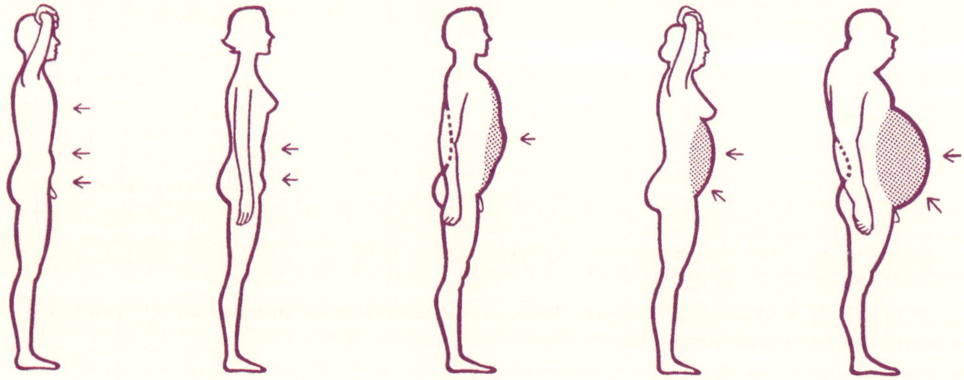

1. Normalbauch
2. Normalbauch
3. Beginnender Gasbauch
4. Eiförmiger Gasbauch
5. Kugelförmiger Gasbauch

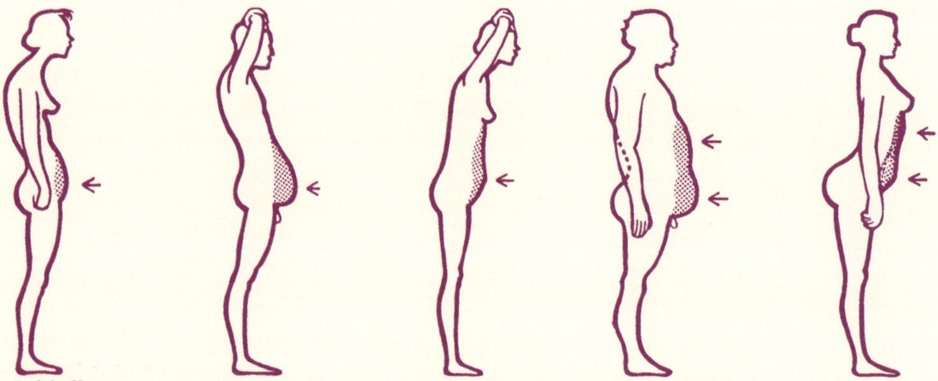

6. Schlaffer Kotbauch
7. Ausgeprägter, schlaffer Kotbauch
8. Spitzbauch (entzündlicher Kotbauch)
9. Schlaffer Gaskotbauch
10. Entzündlicher Gaskotbauch

1. Normalbauch und -haltung beim gesunden Mann.
Oberer Zeiger weist auf senkrecht stehenden Brustbeinkörper hin, mittlerer und unterer auf zwei andere Gesundheitszeichen, auf charakteristische zarte Einziehungen am Ober- und Unterbauch.

2. Normalbauch und -haltung bei gesunder Frau.
Zeigererklärung wie bei 1.

3. Beginnender Gasbauch.
Zeiger weist auf abnorme Oberbauchvorwölbung hin. Brustbeinkörper steht hier schon schräg. Habtachtstellung.

4. Eiförmiger Gasbauch.
Verschlechterung gegenüber 3. Die Zeiger betonen die vermehrte krankhafte Ober- und Unterbauchvorwölbung. Beginnende Großtrommelträgerhaltung.

5. Kugelförmiger Gasbauch.
Extreme, durch Darmgase bewirkte krankhafte Bauchvergrößerung. Großtrommelträgerhaltung. Schlechter als 4.

6. Schlaffer Kotbauch.
bedingt durch abnorme Inhaltsvermehrung in erschlafften Gedärmen. Fragezeichenhaltung (lässige Haltung). Vitalitätsarmut.

7. Ausgeprägter, schlaffer Kotbauch.
Massive krankhafte Inhaltsvermehrung in erschlafften, erweiterten und gesenkten Gedärmen. Sämannshaltung.

8. Spitzbauch (entzündlicher Kotbauch).
Der Zeiger betont den Spitz dieses durch Entzündungsprozesse im Dünndarm verformten, harten und druckschmerzhaften Bauches. (Bei solchen Entzündungen besteht immer Selbstvergiftung aus dem Darm!) Anlaufhaltung.

9. Schlaffer Gaskotbauch.
Oberer Zeiger betont den gasüberfüllten, unterer Zeiger den kotüberfüllten Darmteil. Hoher Verschlackungsgrad. Beginnende Großtrommelträgerhaltung.

10. Entzündlicher Gaskotbauch.
Oberer Zeiger betont leichten Gasbauch, unterer den Spitzbauch (entzündlicher Kotbauch). Selbstvergiftung aus dem Darm! Entenhaltung.

chenden Giftbelastung (Selbstvergiftung) aus dem Darm zu rechnen.

Gaskotbauch. Dieser ist zweigeteilt. Einerseits drängen dort gasgefüllte Darmschlingen nach oben wie beim Gasbauch, andererseits ziehen kotgefüllte Gedärme nach unten. So entsteht eine Kombination von Gasbauch mit schlaffem Kotbauch (siehe S. 20, Bild 7).

Entzündlicher Gaskotbauch. Diese Kombination von Gasbauch mit entzündlichem Kotbauch (Spitzbauch) weist alle bereits beschriebenen Nachteile der Entzündung auf. Achtung! Der entzündliche Gaskotbauch ist bei der Mehrzahl der typischen großbäuchigen Wohlstandskonsumenten mehr oder weniger ausgeprägt (siehe S. 20, Bild 8, 9).

Fettbauch. Dieser zeigt zusätzlich zu einer der bisher erwähnten abnormen Bauchformen starke Fetteinlagerungen, vor allem in der Bauchdecke. Sie imponieren oft in Form einer Bauchfettschürze. Der Fettbauch weist immer auf eine Verdauungs-Stoffwechselschädigung hin und somit auch auf das Vorliegen einer Enteropathie.

Selbstdiagnose

Zur Selbstdiagnose betrachte man seine eigene Bauchkontur von der Seitenansicht her, indem man sich unbekleidet in ungezwungener Haltung seitlich vor einen großen Spiegel stellt. Ganz locker stehen! Nicht Brust heraus und Bauch hinein (!), sondern ganz entspannt hinstellen. Dadurch lernt man sich selbst und seine Figur sehen. Auch beim Mitmenschen wird man abnorme Bauchformen erkennen. Besonders an Badestränden sieht man am laufenden Band ausgeprägte Gas- und Kotbäuche stolz an einem vorbeipromenieren, wobei sich die meisten so verhalten, als hätten sie Gesundheit und Schönheit gepachtet. Man kann sich aber viele Probleme ersparen, wenn man rechtzeitig die Zusammenhänge erfasst und daraus Konsequenzen zieht.

Haltungsveränderungen

Jede Veränderung der Bauchform führt aus Gründen der Statik zu einer Veränderung der Körperhaltung. Muskelkräftige Personen kompensieren ihre abnormen Bauchformen durch Hochziehen des Brustkorbs und durch muskulär bedingte Veränderungen der Wirbelsäule (siehe S. 20, Bild 3, 4, 5, 9 und 10). Muskelschwache Personen sacken mehr in sich zusammen (siehe S. 20, Bild 6, 7 und 8). Daher heißt es zu Recht: »Die Deformierungen durch hemmungslose Ernährung sehen wir heute auf allen Straßen bis hinein in die höchsten Ämter herumlaufen.«

Warum ist die Enteropathie so wenig bekannt?

»Über Verdauung spricht man nicht!«
Altes Erziehungsgebot

In der offiziellen Medizin besitzt bekanntlich das Feststellen krankhafter Befunde Priorität. Gegenüber der Faszination aufgedeckter Geschwüre, Tumore und anderer oft imposanter Organveränderungen verblasst naturgemäß eine befundarm oder völlig befundlos erscheinende Störung. Die wissenschaftlich orientierte Medizin forscht nach Abweichungen der Befunde und nicht nach Abweichungen des Befindens. Dies gilt natürlich auch bei einem funktionsschwachen Verdauungstrakt ohne organischen Befund.

Störungen im Wohlbefinden des Menschen ohne abnorme Befunde geben der Medizin keinen realen Anhaltspunkt und erfreuen sich keiner Beliebtheit.

Ein charakteristisches Beispiel bietet die übliche Stuhlträgheit, die sogenannte habituelle Obstipation. Für moderne Verdauungsspezialisten ist sie kein Thema, oder eines, das man bagatellisiert. Nach den neuesten Auffassungen besteht erst dann eine Stuhlverstopfung, wenn seltener als zweimal pro Woche eine Darmausscheidung erfolgt. Wer also zweimal wöchentlich einen Stuhl absetzt, bei dem funktioniert der Darm angeblich völlig normal! – Aber diese »völlig normalen« Personen, wie sie der praktische Arzt zu Hunderten oder Tausenden kennt, zeigen ausnahmslos Befindensstörungen: üblen Mundgeruch, dick belegte Zunge, Blähungszustände, Völlegefühl, unklare Rückenschmerzen und auch Fernsymptome wie chronische Müdigkeit, Kopfschmerzen oder Depressionen. Oft wird die Ursache dieser Beschwerden auf alles Mögliche abgeschoben, auf psychische Labilität, vegetative Dystonie, Ehegatten, schlimme Kinder, Wetterwechsel, Stress, Klimaanlage auf alles – nur nicht auf den trägen Darm.

Die Gifteinwirkung aus dem kranken Darm, die sogenannte intestinale Autointoxikation, wurde zwar seit 100 Jahren wiederholt von namhaften Ärzten und Forschern nachgewiesen, aber sie wird derzeit von Vertretern der offiziellen Medizin als »suggerierte Horrorvorstellung« abqualifiziert. Ebenso blieb die Tatsache der erfolgreichen Beseitigung einer fast unübersehbaren Fülle verschiedenster Befindensstörungen allein durch radikale Darmreinigung bis heute noch weitgehend unbekannt.

Warum ist die Enteropathie verhängnisvoll?

»Die Verdauungsschwäche ist die Mutter aller Leiden.« Louis Kuhne (1835–1901)

Die Kaliberveränderungen des Verdauungsrohres bei Enteropathie bewirken, dass der Speisebrei im Magen-Darm-Trakt stellenweise zu langsam weitertransportiert wird. Mayr hat diese Störung als »Darmträgheit« bezeichnet. Es geht hier zu wie bei einem Stau auf der Autobahn. Es bilden sich lange »Kolonnen«, die stundenlang nicht und dann nur viel zu träge vorankommen. Um aber Verwechslungen mit der Stuhlverstopfung zu vermeiden, sprechen wir heute lieber von chronischer Verdauungsschwäche oder Enteropathie, weil als Folge der Stauungsvorgänge im Darmrohr wohl oft, aber keineswegs immer eine wahrnehmbare Stuhlverstopfung auftritt. Es können auch breiige bis durchfallartige Stuhlausscheidungen zu Tage treten, falls sich im stockenden Darminhalt wilde Gärungsprozesse abspielen. Sie feuern den Stuhl dann explosionsartig hinaus. Der Stau kann aber auch mit regelmäßigen Stuhlentleerungen einhergehen, die jeweils um etliche Tage verspätet zum Vorschein kommen. Die Betroffenen glauben, eine »vorzügliche Verdauung« zu besitzen, und wundern sich höchstens über Blähungen und bisweilen penetrante Gerüche.

Spinatprobe

Eine Klarstellung erhalten Sie mit dem Verdauungs-Verweiltest, der wie folgt funktioniert:

- 1. Tag: normales Essen mit Ausnahme von Gemüse
- 2. Tag: Frühstück normal, mittags als Beilage eine große Portion Spinat, abends nur eine Milchspeise

Bei normaler Darmtätigkeit zeigt der Stuhl am nächsten Tag einen schwarzgrünlichen und davon gut abgrenzbar einen gelblichen Anteil. In einem hohen Prozentsatz wird aber die Grünfarbe erst verspätet und dann oft sogar durch etliche Tage hindurch zum Vorschein kommen. Die Darmpassage beträgt normalerweise 18–24 Stunden. Bei Enteropathie kann sie bis 200 Stunden dauern! Man braucht keine medizinischen Kenntnisse, um daraus eine Darmträgheit im Sinne der Enteropathie zu erkennen. In solchen Fällen liegt das Selbstreinigungsvermögen des Organismus danieder. Es ist wie bei Flüssen: Fließen sie lebhaft, ist ihr Selbstreinigungsvermögen intakt, werden sie gestaut, kommt es zum Erliegen. Klares Wasser wird dann trüb bis schmutzig, kann sich bis zum stinkenden Tümpelwasser wandeln. Ähnliches tritt in gestauten Darmabschnitten auf. Es kommt zu Zersetzungsprozessen des Darminhaltes und zu Ablagerungen von Darmschmutz an den Wandungen. Hier spricht Mayr mit Recht von »Verschmutzung des Darms«.

Die Verschmutzung einiger Stellen des meterlangen Darmrohres ist beim heutigen Zivilisationsmenschen keine Seltenheit, sondern vielmehr die Regel.

Man kennt es aus wenig gepflegten öffentlichen WC-Anlagen, auch bei Bahnfahrten, wenn die weiße WC-Muschel innen durch braune Kotreste verunreinigt ist. Diese zäh-klebrigen Reste haften in braunen Streifen so fest an dem glatten Porzellan an, dass sie auch durch die übliche WC-Spülung mit 20–25 Liter Wasser nicht zu beseitigen sind. Da helfen nur noch Bürste und chemische Reinigungsmittel. Ähnlich fest und zäh-klebrig haften solche Rückstände auch im trägen, erschlafften Darm. Sie zerstören das normale Darmmilieu und werden zum Nähr- und Brutboden für wuchernde, abnorme Darmbakterien. So entsteht die enorm verbreitete Dysbiose, die Fehlbesiedlung mit schädlichen Darmkeimen.

Selbstvergiftung aus dem Darm

»Das Blut der Darmkranken ist stets mit Giftstoffen verunreinigt.« F. X. Mayr

1887 prägte der Franzose Bouchard den Begriff der intestinalen Autointoxikation, also der Selbstvergiftung aus dem Darm. Zahlreiche namhafte Ärzte und Forscher bestätigen seither seine Entdeckungen. Man fand, dass bei der schon erwähnten Zersetzung des Darminhaltes verschiedene Gifte entstehen wie Phenole, Indole, Kresole, Skatole, biogene Amine, Formaldehyd, toxische Alkohole (Fuselöle) und andere zum Teil unbekannte Substanzen. Sie wirken großteils als Zellgifte, besonders als Leber-, Blut- und Nervengifte. Sie können das Immunsystem schädigen und die Krebsentstehung fördern. Im Tierversuch ließen sich aus Darmgiften gutartige und bösartige Tumore (Adenome, Karzinome und Sarkome) erzeugen.

Besonders an Staustellen des Darmes, an denen sich schließlich die Schleimhaut entzündet, also bei entzündeten Kot- und Gaskotbäuchen, werden solche Gifte vermehrt durch die Schleimhaut geschleust. Sie gelangen in Blut und Lymphe, belasten das Entgiftungsorgan Leber, durchbrechen schließlich die Leberbarriere und gelangen über den Kreislauf zu allen Zellen und Organen. Man kann die Darmgifte dann im Stuhl, im Blut, im Harn und in den Körperausdünstungen durch spezielle Untersuchungsmethoden nachweisen. Pirlet und Mitarbeiter konnten durch gaschromatographische und massenspektrometrische Untersuchungen bei alkoholfrei lebenden Personen die durch Zersetzungsprozesse des Darminhaltes entstandenen alkoholischen Gärungsgifte Methanol, n-Butanol und n-Propanol nachweisen und die Resorption dieser Gifte und ihre Nachweisbarkeit in Urin, Atemluft und Körperausdünstungen auch anhand einer umfangreichen in- und ausländischen wissenschaftlichen Literatur unter Beweis stellen.

Der Druck der im Darm entstehenden Gase kann so gewaltig sein, dass er die Darmschleimhaut durch Muskellücken nach außen presst, was wir vom stark aufgepumpten Fahrradschlauch kennen, wenn er porös wird. So entstehen die heute so weit verbreiteten Divertikel, kleine Ausbuchtungen der Darmwand, in die Stuhl hineingepresst wird, was zu schweren Entzündungen führen kann (siehe Abb.). Bei so hohem Gasdruck dringen Gase in das Blut, die dann in die Ausatmungsluft gelangen und aashaften Mundgeruch verursachen. Und nicht nur das.

▼ Im verschlackten Darm können Zersetzungsprozesse so intensive Gasbildungen erzeugen, dass die Darmschleimhaut durch Lücken der Darmwandmuskulatur nach außen gepresst wird und »Aussackungen« (Divertikel) entstehen. Die unter so hohem Druck stehenden Gase gehen teilweise in das Blut über (intestinale Autointoxikation).

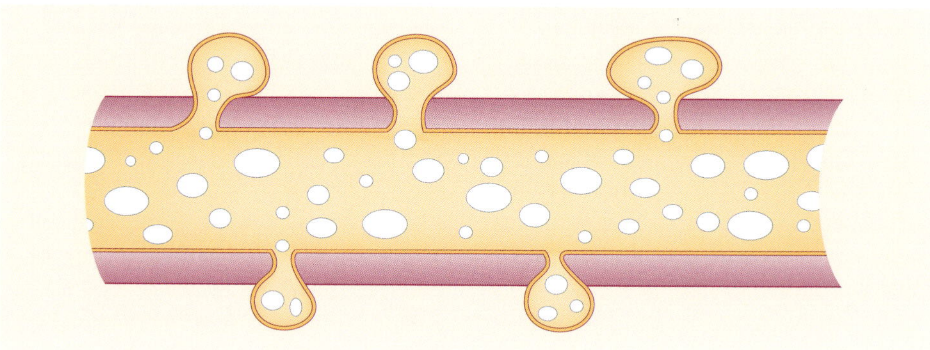

Die Auswirkungen reichen bis tief in das Körpergeschehen und in das seelische Empfindungsleben hinein, wo sie Fernsymptome hervorrufen können. Dazu zählen uncharakteristische Allgemeinsymptome wie scheinbar grundlose Müdigkeit bis Erschöpfung, besonders nach dem Essen, Nervosität, Gereiztheit, Missmut, Depressionen, Erregbarkeit, Weinerlichkeit, Kopfdruck bis Kopfschmerz, Migräne, Schweißausbrüche, Herzbeschwerden, Gefäßkrämpfe mit ständig kalten Händen und Füßen, Gelenkschmerzen usw. Besonders empfindlich reagieren das vegetative Nervensystem und die Psyche. Diese und andere Zusammenhänge hat der Verdauungsspezialist Dr. H. Weiss auf die Formel gebracht:

kranker Darm = krankes Blut = kranker Körper

Man kann deutlich die Zusammenhänge zwischen den aufgeführten Symptomen und ihren häufigsten Verursachern, den

Darmgiften, erkennen: Wer mit einem verschlackten Darm zu fasten beginnt, ohne aber gleichzeitig darmreinigende Maßnahmen durchzuführen (siehe S. 93), erlebt eine akute Selbstvergiftung aus dem Darm. Wie beim Reinigen einer Baustelle, wo zunächst viel Staub und Schmutz aufgewirbelt wird, setzt der fastende Darm die in ihm abgelagerten Schlacken in Bewegung, wirbelt sie auf, sodass diese teilweise vermehrt in die Blutbahn gelangen. Der Giftspiegel im Blut steigt dadurch an und führt innerhalb weniger Stunden zu Kopfschmerzen bis Migräneanfällen, zu Schwindel oder zu Benommenheit, Übelkeit, auch zu Brechreiz bis Erbrechen. Sehr oft zeigen sich auch psychische Veränderungen, Erregungszustände, Depressionen oder Aggressionen. Solche Leute »giften« dann buchstäblich überall herum und »explodieren« wegen jeder Kleinigkeit. Dieser Überreizungszustand verschwindet ebenso rasch wie die anderen Vergiftungszeichen, sobald durch darmreinigende Maßnahmen eine Ausleitung der aufgewirbelten Darmgifte eingetreten ist.

wichtig

Dieses »Herumgiften« und »Explodieren« beweist einen durch Darmgifte verursachten Überreizungszustand, der auch im Alltag oft auftreten kann. Durch richtig durchgeführte Darmreinigungskuren bilden sich erstaunlich viele Beschwerden, Störungen und Leiden zurück oder verschwinden völlig.

In einem Wochenmagazin hieß es: »Die Liste der Leiden, die sich durch Fasten verflüchtigen sollen, liest sich wie das ›klinische Wörterbuch‹, eine Aufzählung der Molesten von A bis Z, von Angina pectoris bis Zuckerkrankheit.« Wer aber die enorme Vielfalt an Auswirkungen durch Selbstvergiftung vom Darm einmal an vielen Tausenden von Darmreinigungskuren erlebt und gesehen hat, wie dadurch verschiedenste Leiden, darunter z. B. auch oft Angina pectoris und Alterszucker, geheilt werden und nicht mehr wiederkehren, der versteht die Berechtigung einer breit gefächerten Indikationsangabe.

wichtig

Mit Schwinden der tieferen Krankheitsursachen schwinden auch ihre Auswirkungen und zeigen dadurch die wahren Zusammenhänge auf.

Wer allerdings nur eine Medizin haben will, die auf bequeme Weise die vordergründigen Symptome unterdrückt, darf sich nicht wundern, unnötigerweise vorzeitig verbraucht, älter und leidend zu werden. Mit Recht betont Prof. Schipperges: »Heilkunst, die nur auf bequeme Art gesund machen will, ist im Grunde genommen nichts als Stückwerk und Quacksalberei.«

Warum ist die Enteropathie so verbreitet?

»Je weniger körperliche Arbeit – desto weniger essen.« Dr. Ch. W. Hufeland (1762–1836)

Genussvolles Essen und Trinken gehören schon immer zu den Freuden unseres irdischen Lebens. Dieses Genießen in vernünftigen Grenzen soll grundsätzlich nur bejaht werden. Wo es jedoch – wie im Laufe der Geschichte zu allen Wohlstands- und Verfallszeiten – übertrieben wird, wo es nie zu zeitweiliger Zurückhaltung und Einschränkung gekommen ist, und außerdem, wo anstelle körperlicher Bewegung sitzende Tätigkeit bis satte Behäbigkeit den Tagesablauf bestimmen, dort treten unweigerlich Ernährungs-, Verdauungs- und Stoffwechselschäden auf. Und diese bestehen heute meist schon seit Generationen und werden durch falsche Verhaltensmuster weitergereicht. Besonders verbreitet sind Überfütterungen oder sonstige Fehlernährungen von frühester Kindheit an (Süßigkeiten oder Eiweißmast), sodass man sich nicht zu wundern braucht, wenn die Diagnostik nach Mayr eine allgemeine Zivilisationsdegeneration des Verdauungstraktes aufdeckt.

Die drei Stadien der Enteropathie

Man kann die chronische Verdauungsschwäche mit ihren Auswirkungen, zu denen sich von anderen Seiten meist noch weitere Schadensfaktoren gesellen, in drei Stadien einteilen:

Erstes Stadium. Es verläuft beschwerdearm und wird kaum beachtet. Dennoch zeigt es mit der Mayr-Diagnostik messbare Kaliberveränderungen des Verdauungsrohres und eine beginnende Verschmutzung sowie stellenweise Entzündung der Darmschleimhaut; Stadium des beginnenden Gasbauches oder Kotbauches.

Zweites Stadium. Dieses geht mit Stuhlverstopfung oder Breistühlen bis Durchfällen (Dyspepsie) einher oder mit Völle- und Blähungszuständen, Luftaufstoßen, Sodbrennen oder anderen Beschwerden im Bauchraum oder mit Fernsymptomen aus dem Darm. Mit der Mayr-Diagnostik lässt sich das Enteropathie-Syndrom feststellen. Es besteht aus:

- nachweisbarer Bauchveränderung (stärker als im ersten Stadium)
- nachweisbarer Haltungsveränderung
- Selbstvergiftung aus dem Darm

Drittes Stadium. Dieses weist ausgeprägte krankhafte Veränderungen mit organisch erfassbaren Leiden auf. Dazu gehören Magen-Zwölffingerdarm-Geschwüre, Lebergallenleiden, Divertikelentzündung,

Colitis und viele andere Krankheitsprozesse inner- und außerhalb des Bauchraumes, bei deren Entstehung der schlecht funktionierende Darm eine maßgebliche, ursächliche Rolle gespielt hat. Um sie zu bekämpfen, wird für Milliarden geforscht, wobei die zwei Vorläuferstadien oft unbeachtet bleiben.

Wenn die Untersuchung in einer Hamburger Klinik ergeben hat, dass etwa 50% der aufgenommenen Patientinnen ständig (!) Abführmittel einnahmen, manche sogar seit 30 Jahren, so zeigt dies nur die Spitze des Eisbergs der enormen Verbreitung der Enteropathie. Und diese wiederum fördert die Verschlackung.

Die Verschlackung des Zivilisationsmenschen

»Wir Modernen, wir Kurzatmigen in jedem Sinne, wir krepieren an übermäßiger Fütterung und sterben an mangelnder Verdauung.« Friedrich Nietzsche (1844–1900)

Das »Gesundheitswesen« der Industrienationen ist kaum mehr finanzierbar und steht vielfach vor dem Kollaps. Denn trotz des wachsenden Wohlstandes werden wir immer kränker! Wo liegen die Ursachen? Die beiden größten medizinischen Probleme dieses Jahrhunderts sind: Die rapide Zunahme der chronischen Zivilisations- und Degenerationsleiden und das enorme Ansteigen der Risikofaktoren. Die Fortschritte der Medizin haben den Vorteil einer durchschnittlich längeren Lebenserwartung gebracht, aber auch den Nachteil einer zunehmend schlechteren Lebensqualität in den letzten 10–20 Lebensjahren. Daher heißt es: »Je mehr die Lebenserwartung ansteigt, desto weniger kann man vom Leben erwarten.« Viele Alte schleppen sich nur mehr mühsam in einem invaliden Zustand dahin, zu leidend und zu schwach, um noch richtig zu leben, aber noch zu stark, um sterben zu können. Altersheime und Pflegekliniken sind mit immer mehr leidenden Alten überfüllt.

Zu Tausenden sterben heute vitale, scheinbar vollgesunde Menschen im »besten Lebensalter« plötzlich dahin. Völlig unerwartet schlägt ein Herzinfarkt zu, ein Sekundenherztod, ein Schlaganfall. Der Risikofaktor Nr. 1 ist die Gefäßverkalkung. Sie nimmt in der Todesursachenstatistik aller zivilisierten Länder den ersten Platz ein. Ihr folgen Bluthochdruck, Übergewicht, überhöhte Blutfettwerte usw. Beide Problemgruppen werden fortlaufend größer! Und beide besitzen die gleichen tieferen Ursachen, die bis heute noch viel zu wenig beachtet werden. Es sind Fehlernährung, Enteropathie und Verschlackung.

Was ist Verschlackung?

In letzter Zeit wird in Massenmedien von »Experten« wiederholt behauptet, es gäbe im menschlichen Organismus keine Schlacken. Moderne Analysegeräte würden noch den Nachweis des tausendsten Teils eines Millionstel Gramms erbringen, da würden doch Schlacken nicht verborgen bleiben. Da aber anzunehmen ist, dass Experten nicht so lebensfremd sind, um nicht zu wissen, was mit dem Begriff Schlacken gemeint ist, kann man sich der Frage nicht erwehren, ob man nicht Entschlackungskuren lächerlich machen wolle, um zu verhindern, dass weiterhin so viele Patienten dank Entschlackung von ihrem Medikamentenkonsum oder Überkonsum befreit werden.

Der von vielen medizinischen »Kapazitäten« herablassend belächelte oder als Unsinn verächtlich gemachte Ausdruck »Verschlackung« kommt aus der Technik. Schlacke ist das Abfallprodukt bei der Verbrennung von Steinkohle und Koks. Dazu erklärt Prof. Pirlet: »In der naturwissenschaftlichen Medizin hat man viele Begriffe aus unserer erfahrbaren Welt, aus naturhaften und technischen Abläufen, auf biologische Phänomene übertragen, um eben diese Phänomene bildhafter und begreifbarer zu machen. Wir sprechen von Entzündung; nie hat es in uns einen Zündfunken gegeben. Kohlenhydrate und Fette werden im Körper ›verbrannt‹; nie hat jemand dabei ein Feuer gesehen. So ist auch die Übernahme des Wortes Schlacke in den medizinischen Sprachschatz zu verstehen. Man wollte summarisch damit bezeichnen: die ausscheidungspflichtigen Zwischen- und Endprodukte des Stoffwechsels, die der Körper nicht mehr rechtzeitig weiterschleusen, abbauen und ausscheiden kann.« Wo sich die Verschlackung im Körper manifestieren kann und was sie bewirkt, werden die folgenden Beispiele verdeutlichen.

Verschlackung im Darmtrakt

Jede Ablagerung und Anhaftung bis Inkrustierung von Stuhl im Darm ist eine Verschlackung. Sie bewirkt die Darmverschmutzung und fördert eine Selbstvergiftung. Bei Fastenkuren und Darmspülungen treten meist Schlacken in Form abgehender übel riechender, alter (giftiger) Kotanteile unverkennbar zutage.

Schüler, 8 Jahre

» Die Mitschüler verspotten ihn

Er leidet an Stuhlverstopfung, manchmal bis zu sechs oder sieben Tage. Dann bekommt er plötzlich einen starken Durchfall, den er nicht zurückhalten kann und der in die Hose geht. Da ihm dies auch in der Schule passiert, wird er strafweise in die letzte Bank versetzt. Die Mitschüler verspotten ihn. Er erreicht das Klassenziel nicht. Die Mutter ist Operationsschwester und lässt ihr Kind von vielen Spezialisten behandeln. Vergebens. Zuletzt wird eine Darmoperation (!)

vorgeschlagen. Stattdessen führen Mutter und Sohn gemeinsam eine Mayr-Kur mit Milchdiät durch. In der dritten Kurwoche treten heftige Bauchkrämpfe auf, und der Knabe entleert unter Schmerzen einen männerfaustgroßen Kotstein. Mutter und Kind untersuchen das Gebilde und entdecken darin einen Tunnel. Offensichtlich hat der Kotstein den Darm zeitweilig total verschlossen, daher die Stuhlverstopfung, dann aber wurde zeitweilig der Darminnendruck so stark, dass verflüssigte Stuhlmassen mit explosiver Wucht durch den Tunnel hindurch in die Wäsche gepresst wurden. Das Kind war und blieb seither völlig geheilt.

In histologischen Befunden von operativ entfernten Wurmfortsätzen (»Blinddarm«) findet sich oft die offizielle Bezeichnung »Kotsteine«. Diese sind Beweis für Schlackenablagerung auch in dem Organ. Außerdem gibt es im Darm nicht selten abgelagerte, steinharte Kotballungen von Nuss- bis Apfelgröße. In letzter Zeit wird öfter über große Weizenkleie-Kotsteine berichtet, die sich im Laufe von Monaten gebildet haben und bisweilen manuell oder operativ (!) ausgeräumt werden müssen.

Geschäftsfrau, 55 Jahre

» Sie lag wochenlang auf der Intensivstation

Sie wurde wegen Blinddarmdurchbruchs mit Bauchfellentzündung operiert und lag wochenlang auf der Intensivstation. Fünf Jahre später führt sie eine Mayr-Kur durch und bekommt nach zweiwöchiger Kur heftige Bauchkoliken mit Erbrechen. Dabei tritt ein wehenartiger Stuhldrang auf und sie entleert ein fünf Zentimeter langes, mit Schleimhaut umwachsenes Schlauchstück, das offensichtlich seit ihrer Operation im Darm gesteckt hat.
Wenn, wie dieser Fall zeigt, sogar so große Fremdkörper jahrelang im Darm verbleiben können, ist es nicht verwunderlich, dass sich auch feinere Speisen- und Kotreste in den Buchten der Darmschleimhaut ablagern und inkrustieren.

Verschlackung und Übersäuerung im Grundgewebe

Das bindegewebige Grundgewebe des Menschen umhüllt wie ein riesiges Maschenwerk die 50 Billionen Körperzellen. Es dient als Zwischenverbindung oder Transitstrecke zwischen den lebensspendenden Blutgefäßen und den Zellen. Das heißt, dass der Weg von Sauerstoff und Nährstoff aus den Blutgefäßen immer über diese Transitstrecke verläuft. Wenn ein Konsument dauernd zu viel isst, insbesondere zu viel an säurebildender Eiweißkost wie Fleisch, Fisch, Eiern und Käse, dann werden seine Körperzellen zwangsläufig von früheren Mahlzeiten oft noch so satt sein, dass sie die aus dem Blut ständig nachströmenden vorwiegend sauren Nährstoffe nicht mehr aufnehmen. Als Folge bleiben diese Nährstoffe dann in der Transitstrecke liegen, übersäuern und verstopfen sie zunehmend. Auch die Gewebeflüssigkeit wird dadurch eingedickt und kann nur mehr verlangsamt die Gewebebezirke durchfließen, was zu Mangelversorgung führt. So wird der Stoffwechsel zunehmend säurebelastet, gehemmt bis blockiert (Mesenchymblockade). Derartig schlecht versorgte Gewebe erstarren und vergreisen. Hier findet sich der meist unerkannte tiefgründige Beginn vieler Leiden und der unerwartet eintreffenden Gesundheitskatastrophen. Ähnliches spielt sich im Blut ab.

Verdickung des Blutes

Ein ständig überkalorisches Essen mit zu hohen Anteilen an Eiweißstoffen lässt auch den Nährstoffspiegel im Blut ansteigen. Das Blut wird dadurch dicker, zäh- und schwerflüssiger. Verständlich, dass es dann in den feinen Haargefäßen schlechter fließt und sich dort Ablagerungen in der Gefäßwand (Basalmembran) bilden. Dadurch werden die Wandungen dieser Gefäße verdickt, im Extremfall bis zum Zehnfachen (!), und die Sauerstoffversorgung der zugehörigen Gewebebezirke wie Hirn und Herz empfindlich verschlechtert. Dies kann zu Hochdruck, Verkalkung, Vergesslichkeit, Sehstörungen, Herzleiden, Herzinfarkt, Thromboembolien und anderem mehr führen. Im dicken Blut stauen sich auch zahlreiche größere Moleküle, wodurch die Blutspiegel von Hämatokrit, Cholesterin, Fettstoffen oder Bluteiweißen ansteigen können. Im Hunger, bei Fasten oder bei bescheidener und eiweißarmer Kost wird das Blut wieder entlastet, leichtflüssiger, und die beschriebenen Veränderungen bilden sich zurück.

Übersäuerung von Muskeln, Gelenken und Nerven

Bei Muskelarbeit entsteht sehr oft die ausscheidungspflichtige Milchsäure. Sie bleibt bei Gewebeverschlackung meist zu lange am Entstehungsort liegen und erzeugt so den bekannten Muskelkater. Für diese Muskelkater-Milchsäure gilt das Gleiche wie für jede gestaute, übersäuerte Gewebeflüssigkeit: Kann sie nicht rechtzeitig über die Blut- und Lymphwege abfließen, dann wird sie schließlich automatisch durch Muskelbewegungen weitergepumpt. Dabei gelangt sie durch feine Saftspalten in nahe liegende Weichteile, Sehnenansätze oder Gelenke und greift diese an. So wird etwa ein Gelenkknorpel durch Säureeinwirkung aufgeraut und allmählich zerstört. Die Übersäuerung steht somit am Anfang der allermeisten stoffwechselbedingten Gelenk-, Sehnen- und Bandscheibenleiden.

Hinzu kommt: Wenn Säuren in den Bereich sensibler Nerven eindringen und sich dort einschlacken, verursachen sie Schmerzen. Dies reicht von schmerzhaften Verspannungen im Schulternackenbereich bis zu Neuralgien, Nervenwurzelentzündungen oder Ischiasleiden. Viele Menschen erhalten wegen schmerzhafter Hüft-, Knie-, Bandscheiben- oder »Rheumaleiden« verschiedene »Rheumamittel« einschließlich Kortison, die zunächst oft die Schmerzen beseitigen. Der verursachende Prozess läuft aber meist weiter

WISSEN

Folgen

Jedes Zuviel an Essen, jeder Nahrungsüberschuss, den der Organismus erhält, wird entweder

- im Darm zersetzt (es entstehen Gärungs- und Fäulnisgifte),
- als Fett angesetzt und macht in der Folge fett oder fettblütig oder
- als Schlacke abgelagert und führt zur Verschlackung (Übersäuerung).

und meldet sich nicht selten eines Tages wieder, oft noch dazu in intensiverer Form. Auch in vielen anderen Gewebebezirken können sich Verschlackungs- und Übersäuerungsprozesse abspielen. So sind nach dem bekannten Kardiologen B. Kern Herzinfarkt und Hirnschlag in erster Linie auf Säurekatastrophen der betroffenen Gewebe zurückzuführen.

Natürlich stellen Verschlackung und Übersäuerung nicht die Alleinursachen aller Zivilisationsleiden und schmerzhaften Zustände dar. Sie spielen aber beim heutigen Wohlstandsmenschen fast immer eine wichtige, zumindest hintergründig mitwirkende Rolle.

wichtig

Der Anstieg der jährlichen Herzinfarkttodesfälle in der Bundesrepublik Deutschland von 7000 im Jahre 1948 auf 150 000 im Jahre 1988, eine mehr als 20-fache Steigerung also, ist in erster Linie auf Fehlernährung, Verschlackung und Übersäuerung zurückzuführen.

Im Ergebnis entstehen die beschriebenen Gas- und Kotbäuche, Übergewicht, Fettsucht, Aufquellungen, weichteilrheumatische Veränderungen, Gelosen, Zellulitis, Hautausschläge und anderes mehr. Schlacken in Kapseln und Gelenken führen zu Bewegungseinschränkungen, Versteifungen, Arthrosen. Ablagerungen von Harnsäurekristallen bilden Rheuma- oder Gichtknötchen. Ablagerungen in Galle und Niere führen zu Gallen- und Nierensteinen, an den Wirbeln zu degenerativen

Veränderungen (Spondylopathien), im Auge zum grauen Star (Trübung der Linse durch eingelagerte Schlackenstoffe) oder zum grünen Star (durch Verstopfung der Abflusswege des Auges).

Professor Wendt, dessen Lebenswerk in der Erforschung der genannten Zusammenhänge liegt, zeigt die Folgen der Blutverdickung drastisch auf: »Lässt man durch ein dünnes Rohr einmal Wasser, ein anderes Mal Bienenhonig fließen, dann läuft das Wasser rasch durch, während der Honig stecken bleibt. So kann das verdickte Blut in den feinsten Haargefäßen mehr oder weniger stecken bleiben und zu Mangeldurchblutungen mit ihren vielen Konsequenzen führen. Personen mit dickem Blut und anderen Risikofaktoren können zwar oft noch zahlreiche Jahre glücklich leben, ohne zu ahnen, wie krank sie in Wirklichkeit sind. Aber sie können auch jeden Augenblick tot umfallen mit Herzinfarkt, Schlaganfall oder Thromboembolie.«

Der vermeidbare Tod

In einer deutschen Zeitschrift war unlängst unter dem Titel: »Der vermeidbare Tod« zu lesen: Vom prominenten Schauspieler (59), der beim Kaffeekochen am Herd tot umfiel (Sekundenherztod); vom beliebten Sänger (58), der beim Frühstück im Bett an Herzschlag starb; vom Computerfabrikanten (60), der beim Tanzen tot umfiel; vom Spitzenmanager (54), den der tödliche Herzinfarkt am Trimmrad traf, und von 150 000 anderen, die in der Bundesrepublik Deutschland alljährlich vom Sekundenherztod überrascht werden. Unzählige Male heißt es in der Todesanzeige: »Völlig unerwartet, herausgerissen aus voller Schaffenskraft, verstarb unser geliebter Gatte, Vater ...« Aber die meisten von ihnen hätten durch rechtzeitige Entschlackung wahrscheinlich noch lange leben können!

Wer verschlackt?

Der Übergewichtige. Er setzt zwar zunächst die meisten Überschüsse in Fett um und speichert sie im Fett. Aber dann wird er fettblütig mit etlichen Risikofaktoren und verschlackt.

Der Normalgewichtige. Das Gewicht sagt nichts über eine Freiheit von Schlacken aus. Auch viele Normalgewichtige weisen schon im jugendlichen Alter Rückstände im Darm und saure Eiweißablagerungen in Gefäßen und Geweben auf.

Der Untergewichtige. Er zeigt meist einen entzündlichen Kotbauch mit Magen-Darm-Senkung und Stoffwechselschwäche. Er kann nur wenig Nahrung richtig umsetzen und isst aus Angst vor dem Abnehmen oft viel zu viel für seine Verhältnisse. Bei ihm setzt meist schon früh eine saure Verschlackung ein.

Verschlacken auch Vegetarier?

Die Lakto-Ovo-Vegetarier können genauso wie alle anderen verschlacken, vorausgesetzt, dass sie ganz allgemein zu viel, und auch zu viel an säurebildendem Eiweiß wie Käse, Joghurt und Eiern essen. Im Gegensatz dazu fördert vegetarische Kost ohne jedes tierische Eiweiß den Abbau von Eiweißablagerungen im Körper. Eine solche einseitige Kost sollte aber meist nur vorübergehend auf einige Wochen bis Monate aus therapeutischen Gründen empfohlen werden. Als Dauerkost würde sie zumeist zu Eiweißmangel führen. Die Hauptgefahr liegt daher weniger in der Eiweißkost an sich, sondern im Zuviel, und in falscher Nahrungszusammensetzung.

wichtig

Ein System, das mit Speichern arbeitet wie der Stoffwechsel des Menschen, darf nicht nur immer gefüllt, sondern muss auch in Intervallen wieder entleert werden.

Fasten und Darmreinigungskuren verdünnen das Blut, entsäuern die Gewebe, bauen Schlackendeponien ab und verbessern den Stoffwechsel. Sie sind daher von Zeit zu Zeit für die Erhaltung der Gesundheit genauso wichtig, wie ansonsten eine ausreichende Ernährung. Im Volksmund spricht man vom Selbstmord mit Messer und Gabel und meint: »Der Hunger rafft weniger Menschen dahin als der Fraß.« Dazu Professor Wendt: »In einer Epoche der Überernährung tötet das Ausbleiben des Hungers genauso viele Menschen, wie der Hunger in einer Hungersnot. Nicht nur die an Hunger sterbenden Bewohner der Hungerzonen in Afrika sind eine Schande für die menschliche Gemeinschaft, sondern genauso die am Völlereitod sterbenden Europäer und Amerikaner.«

Das gilt auch heute noch

Dass für die reichlich ernährten Menschen von Zeit zu Zeit Entgiftung und Entschlackung notwendig sind, haben schon vor 5000 Jahren die alten Chinesen gewusst. Sie lehrten über Schlacken und Giftstoffe im Körper:

»Was Niere und Blase nicht ausscheiden können, das muss der Darm ausscheiden; was dieser nicht mehr ausscheiden kann, das muss die Lunge tun, wenn alle zusammen nicht (genügend) Gifte ausscheiden, dann muss die Haut einspringen, und was auch die Haut nicht mehr ausscheiden kann, führt zum Tode.«

Im Buch Jesus Sirach (37/32–35) heißt es nach der Luther-Übersetzung:
»Überfülle dich nicht mit allerlei leckerer Speise, und friss nicht zu gierig. Denn viel fressen macht krank ... Viele haben sich zu Tod gefressen; wer aber mäßig isst, der lebet desto länger.«

Im Koran steht, dass der Magen (und die von ihm ausgehenden Verführungen) der

Schlupfwinkel der Krankheiten sei. Und bei den alten Römern hieß ein grundsätzlicher medizinischer Lehrsatz: »Bene curat, qui bene purgat.« Gut kuriert, wer gut reinigt, mit anderen Worten gut entgiftet und gut entschlackt.

Wichtige Anzeigen der Mayr-Kur

- **Aktive Gesundheitsvorsorge,** Regeneration, Vorbeugung gegen vorzeitige Alterungsprozesse, Leistungsabfall, Kururlaub zur Revitalisierung
- **Verdauungsstörungen,** Darmträgheit, Magen-, Leber-, Gallenleiden, Magen-, Zwölffingerdarmgeschwüre, Durchfallneigung, Blähsucht, Dyspepsie, Pilzbefall (Candidamykosen mit Zusatztherapie)
- **Stoffwechselstörungen** (mit abnormen Laborwerten)
- **Verschlackungszustände** wie Weichteilrheuma, auch andere rheumatische Veränderungen und Ablagerungen, Gicht, Cellulitis, Arthrosen
- **Übergewicht** und andere **Risikofaktoren,** Bluthochdruck, Herz- und Kreislaufstörungen
- **Kopfschmerzzustände**, Migräne, vegetative Störungen
- **Wirbelsäulen-**, Bandscheibenbeschwerden mit Verspannungen, Nacken- und Kreuzschmerzen, eingeschränkte Beweglichkeit, Zervikal-, Lumbalsyndrom
- **Stressbedingte**, vegetative und psychosomatische Störungen
- **Vorzeitige Alterungs-** und Aufbrauchprozesse, körperliche und psychische Erschöpfungs- und Überforderungssyndrome
- **Hautleiden, Allergien**, Nieren-, Blasen- und Unterleibsleiden
- **Regenerationsschwäche**, Infektanfälligkeit
- **Alkohol-**, Nikotin- und Medikamentenmissbrauch, Neigung zu Suchtverhalten

Gegenanzeigen

Nicht behandelt werden ansteckende Krankheiten, Geisteskrankheiten, bösartige Prozesse, hochgradige Schilddrüsenüberfunktionen und stationär-anstaltsbedürftige Patienten. Auch darf die Behandlung nach Mayr nicht durchgeführt werden bei unbehandelten bösartigen Prozessen, bei akuten Infektionskrankheiten (Tbc, Aids etc.), schweren endogenen Depressionen und anderen fortgeschrittenen Leiden, die bereits einer intensiven Klinikbehandlung bedürfen.

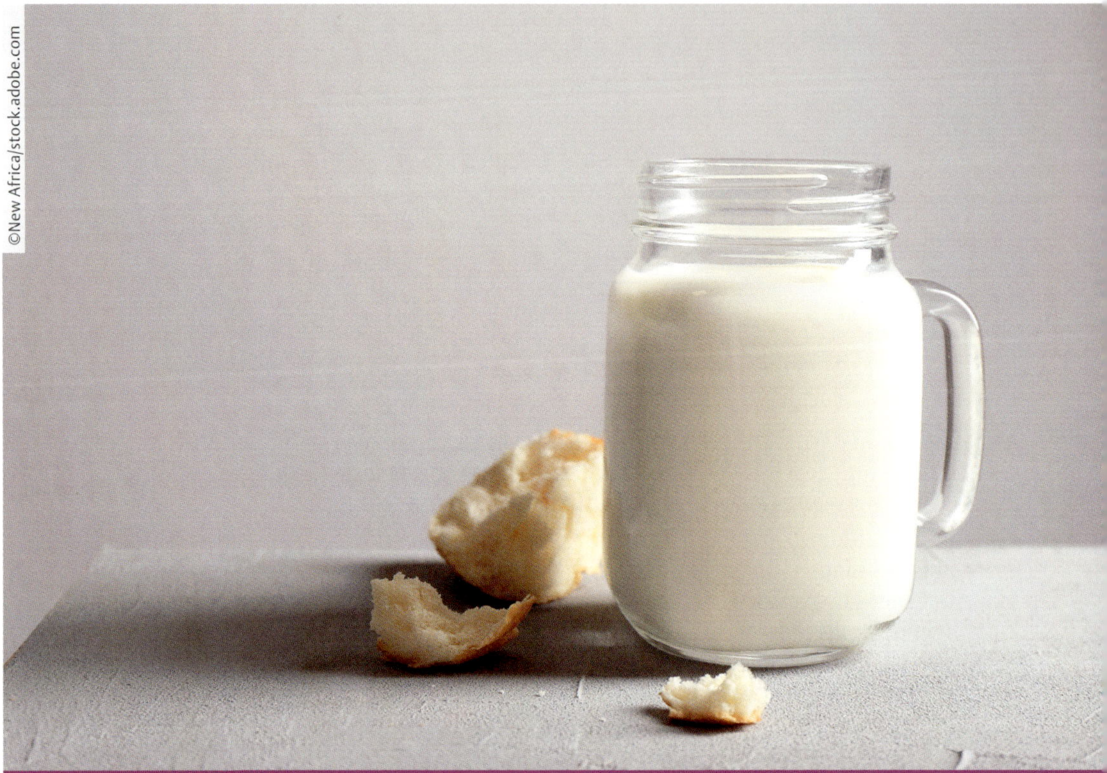

Gesundung nach F. X. Mayr

Nun geht es um die Durchführung der F. X. Mayr-Kur, wie Sie Ihren Kurerfolg erhalten und Ihre neue Ernährungsweise in den Alltag integrieren.

Die F. X. Mayr-Kur

»Es gibt kaum einen Menschen, der so gesund ist, dass er nicht durch zeitweises Einschränken oder Ausschalten seiner üblichen Ernährungsweise noch gesünder, leistungsfähiger, arbeits- und lebensfroher werden könnte.«
F. X. Mayr

In der Vorläuferschrift dieses Buches *Die Darmreinigung nach F. X. Mayr* wurde die Durchführung der Mayr-Kur bereits detailliert beschrieben. Trotzdem soll sie hier in anderer und ergänzender Form nochmals dargestellt werden.

Ein großer Arzt hat einmal gesagt, die Götter hätten vor jede Therapie stets die Diagnose gesetzt. Diese Reihung der Vorgangsweise besitzt auch für die Mayr-Kur volle Gültigkeit. Diese Kur kann zwar enorm viele Gesundheitsstörungen und -schäden ausheilen oder zumindest wesentlich verbessern, insbesondere kann sie die Grundgesundheit meist deutlich anheben. Ihre Anwendung muss in jedem einzelnen Fall nicht nur von vornherein sinnvoll, sondern auch individuell richtig dosiert sein: individuell in der zu wählenden Diätform, in ihren Übergangsstufen und ihrer Gesamtdauer.

Mayr-Therapie bedeutet somit nicht in jedem Fall Fasten oder Milch-Diät, sondern die für den Einzelfall jeweils erfolgversprechendste Darmschonung und Regeneration. Die Behandlung nach Mayr darf bei bestimmten Krankheitsbildern nicht durchgeführt werden (siehe Gegenanzeigen, S. 37).

In jedem Fall muss die Mayr-Kur mit einer Untersuchung durch einen in Diagnostik und Therapie voll ausgebildeten Mayr-Arzt begonnen und von ihm bis Kurende geleitet werden. Eine aktuelle Liste dieser Ärzte ist von der Gesellschaft der Mayr-Ärzte zu erhalten (siehe Service). Je nach Untersuchungsergebnis und Beschwerdebild des Patienten empfiehlt der Mayr-Arzt dann die für den Einzelnen jeweils günstigste Kurform.

Die Vorkur

Die Mayr-Kur kann sowohl ambulant – also bei voller Berufsausübung – durchgeführt werden als auch stationär in einem Mayr-Kurhaus. In der ambulanten Praxis wird der Einstieg in die Diät durch eine Vorkur wesentlich erleichtert. Diese dauert je nach ärztlicher Empfehlung meist ein bis zwei Wochen. Danach folgt die Verordnung der individuell jeweils günstigsten Diätform.

Das Vorkur-Programm

- Täglich morgens nüchtern ¼ Liter warmes Wasser oder Kräutertee mit 1 gestrichenen Teelöffel Bittersalz (oder Glaubersalz) und 1 Teelöffel Basenpulver (je nach Verordnung).
- Sofort anschließend Bewegung (Morgengymnastik, Joggen oder Schwimmen).
- Anschließend Trockenbürsten des Körpers, heiß und kalt duschen und warm frottieren.
- Frühestens eine halbe Stunde nach der Bittersalzeinnahme das Frühstück (beliebig – mit Ausnahme der Verbote).
- Vor dem Mittagessen eine Erholungspause, besser, falls möglich, Niederlegen mit feuchter Auflage auf dem Bauch.
- Mittagessen nach rund fünf Stunden Pause zum Frühstück (beliebig – mit Ausnahme der Verbote).
- Abends nur den empfohlenen Kräutertee, evtl. mit einem Teelöffel Honig, etwas Orangensaft und einer Kursemmel.
- Bei jedem Essen: Training der Esskultur nach Mayr. Je besser Sie jeden einzelnen Bissen kauen und einspeicheln, desto schneller werden Sie gesund!
- Tagsüber reichlichst trinken: gutes Wasser, dünn gebrühten Kräutertee, stilles Mineralwasser. Machen Sie eine Trinkkur zur Ausschwemmung der Schadstoffe. Achten Sie auf die Ihnen verordnete Trinkmenge.
- Abends noch einmal heiß/kalt duschen und abfrottieren.
- Frühzeitig mit Wärmeflasche auf dem Bauch schlafen gehen.
- Verboten sind: Bohnenkaffee, Zucker, Rohkost, Alkohol, fettes und schwer verdauliches Essen wie Paniertes, Schweineprodukte, grobe Brote. Medikamente: nur die ausdrücklich empfohlenen.

Die Esskultur nach Mayr

- Nehmen Sie sich genügend Zeit für Ihre Mahlzeiten, um entspannt in Ruhe und Muße behaglich essen zu können. Appetitliche Anrichtung der Speisen und gute Atmosphäre fördern den kultivierten Essgenuss. Meiden Sie Hektik, Ärger, Fernsehen, Zeitungslesen, Radiomusik, große Diskussionen während des Essens.
- Geben Sie sich immer nur bescheidene Portionen auf den Teller. Mit der Vorstellung, damit auszukommen, sind Sie psychologisch besser eingestellt und werden richtiger essen.
- Nehmen Sie nur kleine Bissen auf Gabel oder Löffel, etwa wie Chinesen auf ihre Stäbchen.
- Kauen Sie jeden einzelnen Bissen gründlich. Speicheln Sie ihn gut ein, kosten Sie ihn aus, schmecken Sie ihn durch. Dabei wird die Oberfläche der Nahrung so vergrößert, dass eine vielhundertfach vermehrte Angriffsfläche

für die Verdauungssäfte bereitet wird. Dadurch wird jeder Bissen in der Mundhöhle zu einer Art Suppe verflüssigt. Sie werden früher satt, essen weniger und die Sättigung hält länger an. Eine so vorverdaute Nahrung wird besser in Kraft und Energie umgesetzt und der Verdauungsapparat wird dadurch erheblich entlastet. Als Hilfe können Sie anfangs auch Ihre Bissen zählen, wie Horace Fletcher, der alle seine schweren Leiden allein durch ideales Kauen ausgeheilt hat. Die Regel heißt: Jeden Bissen mindestens 50 x kauen! So werden Sie auch zu einem langsamen Esser, was Sie als erstes Erfolgszeichen bewerten können. Gut gekaut ist halb verdaut!

- Diese Esskultur lehrt Sie, das Essen in neuer Form zu genießen. So kommen Sie vom quantitativen zum qualitativen Genuss und zu einem neuen Essgefühl.
- Hören Sie rechtzeitig auf zu essen. Sobald der Hauptappetit gestillt ist, stellt sich wenige Minuten danach ein leichtes, angenehmes Sättigungsgefühl ein. So werden Sie ein kleinerer Esser und kommen problemlos zu dem, was man im Volksmund als FdH (»Friss die Hälfte«) bezeichnet. Und die allermeisten werden sich dadurch schon wohler und erleichtert fühlen!

Die Kurdurchführung

Nach der Vorkur wird auf die eigentliche Kur übergegangen. Hier ändern sich meist nur die Punkte hinsichtlich Frühstück und Mittagessen. Sie werden auf die jeweils zu empfehlende Diätform umgestellt. Die meisten anderen Punkte bleiben mehr oder weniger unverändert belassen. Als Möglichkeiten kommen in Betracht:

Heil- oder Teefasten nach Mayr

Dieses soll nur stationär in Kursanatorien stattfinden, wo man sich unter Gleichgesinnten und bei allgemeiner Schonmöglichkeit ganz der Regeneration widmen kann. Beim Teefasten gibt es nur Kräutertees mit etwas Honig und Zitronensaft, Gemüse- oder Basenbrühe sowie Trink- beziehungsweise stille Mineralwässer. Für etliche erweist sich diese Kurform als die wirksamste Therapie. Sie wird nach individuell zu bemessender Zeit – nach einigen Tagen bis mehreren Wochen – in die Milch-Diät übergeleitet.

Milch-Diät nach Mayr

Bei vielen Personen führt diese Kurform zu den günstigsten Resultaten. Bei schlechter Süßmilchverträglichkeit kommen Sauermilcharten, Joghurt, Bioghurt oder dergleichen in Betracht. Auch Mandelmilch, Sojamilch oder der auch von Milchallergikern immer bestens vertragene Schafs- oder Ziegenjoghurt und andere individuell zu wählende Alternativen können angewendet werden.

Dazu kommen noch die »Kursemmeln«. Das sind 3–4 Tage alte Brötchen aus Weizen oder Dinkel, die am besten täglich frisch gekauft und in einem trockenen Raum zum Lufttrocknen frei gelagert und dann vor dem Essen in kleine Scheibchen geschnitten werden. Diese bereits ziemlich harten, aber gerade noch ein wenig eindrückbaren Semmeln aus feinstem Weißmehl (!) dienen als unersetzliche Kau- und Einspeichelungstrainer. Sie regen die Tätigkeit der Speicheldrüsen und damit den Speichelfluss an, was sich weiter – über das vegetative Nervensystem – auch auf die Tätigkeit aller Verdauungsdrüsen und somit auf die Magen-, Leber-, Pankreas- und Darmdrüsen sekretionsfördernd auswirkt. Die Kursemmel darf nie aus Vollwertmehl bestehen, weil dessen Grobfasergehalt die Schonung und den Kurerfolg beeinträchtigen würde.

Einnahmeform der Diät

Diese ist von entscheidender Bedeutung. Dabei wird ein Stückchen der Semmelscheibe so lange gekaut und eingespeichelt, bis in der Mundhöhle ein total flüssiger Semmelspeichelbrei mit leicht süßlichem Geschmack entstanden ist. Je verkümmerter die Speicheldrüsen, desto schlechter gelingt dies anfangs. Später wird diese mit der Ertüchtigung der Speicheldrüsen immer besser. Sodann wird mit einem ganz kleinen Löffelchen etwas Milch (oder dergleichen) dazu genippt und mit dem Semmelspeichelbrei intensiv in der Mundhöhle durchmischt. Erst danach darf geschluckt und der Vorgang von vorne wiederholt werden.

Die zugeführte Nahrungsmenge wird nicht vorgeschrieben, jedoch soll beim ersten Zeichen von Sättigung mit dem Essen aufgehört werden. Einen etwa noch vorhandenen Milchrest in der Tasse darf man aber dann nicht mehr einnehmen, da Semmel und Milch immer nur gemeinsam oder gar nicht eingenommen werden dürfen!

wichtig

Die in dieser Form eingenommene Mahlzeit führt zu lang anhaltender Sättigung und zu einer idealen Schonung (= Erholung und Regeneration) des gesamten Verdauungsapparates.

Die erweiterte Milch-Diät

Bei dieser werden zusätzlich je nach Verordnung, ergänzende Lebensmittel empfohlen. In Betracht kommen: Topfen (Quark), Gervais, etwas Butter, fallweise ein weich gekochtes Ei, Hafer-, Reis-, Weizen-, Gersten-Schleimbrei oder Suppen, auch Kartoffel-Gemüse-Suppen oder Aufstriche, deren Rezepte im Buch *Milde Ableitungsdiät* detailliert beschrieben sind.

Die drei Stufen der Milden Ableitungsdiät (MAD)

Diese Stufen stellen die mildesten Formen der Behandlungen im Sinne F. X. Mayrs dar. Im Vordergrund stehen besonders verdauungsschonend und geschmackvoll zubereitete Basensuppen, gedämpfte Gemüse, Kartoffelgerichte, Getreidespeisen mit Gemüse kombiniert, Frischkräuter, eventuell magere Fleisch- oder Fischarten, wobei der Säure-Basen-Haushalt berücksichtigt und eine spezielle Küchentechnik angewendet wird. Letzteres ist im Buch *Milde Ableitungsdiät* genau beschrieben. Der verdauungsschonenden und werterhaltenden Küchentechnik kommt eine große Bedeutung zu, da sie als Grundlage für eine generell gesündere Neuorientierung der Ernährungsweise nach der Kur besonders dienlich ist.

Auch die milden Kurvarianten bringen überzeugende Erfolge. Allerdings beanspruchen sie eine etwas längere Zeit als die strengeren Kurvarianten.

Die drei Heilprinzipien der Mayr-Kur

Diese drei Prinzipien sind einfach zu verstehen. Sie lauten: Schonung – Säuberung – Schulung.

Schonung

Dieses Prinzip dient vor allem der Erholung und der Regeneration. Es ist in den zuvor besprochenen Kapiteln über Kurdiät und Esskultur bereits behandelt worden.

Säuberung

Schon Paracelsus sagt: »Jede verbesserte Ausscheidung ist ein Weg, die Gesundheit herbeizuführen.« So ist das erste Ziel der Säuberung die Beseitigung der Darmverschmutzung und die Wiederherstellung des Selbstreinigungsvermögens des Verdauungstraktes. Dabei helfen:

Salinische Wässer. Salinische Wässer wie Bittersalz (Magnesiumsulfat), Glauber- oder Karlsbader-Salz, die alltäglich morgens nüchtern in der vom Mayr-Arzt vorgeschriebenen Dosierung (maximal ein gestrichener Teelöffel auf ¼ Liter warmes Wasser) eine halbe bis eine Stunde vor dem Frühstück einzunehmen sind. Sie durchrieseln spülend-reinigend in natürlicher Richtung den gesamten Verdauungskanal und bewirken gemeinsam mit den aufgelösten Darmschlacken meist flüssig-breiige Darmentleerungen.

Der von der Milchdiät stammende Stuhl soll goldgelb und fast geruchlos sein, etwa wie beim muttermilchtrinkenden Säugling. Jede andere Färbung wie dunkel- oder hellbraun, grau, grünlich (Galle!) und üble Gerüche verraten den Abgang abgelagerter Schlacken und Giftstoffe. Je länger die Reinigung dauert, desto heller und geruchloser werden die Ausscheidungen. Der Abgang besonders scharfer, oft ätzend wirkender Schlacken führt gelegentlich zu Entzündungen von Afterschleimhaut und Hämorrhoiden. In solchen Fällen ist mit Einläufen die Konzentration der »Giftbrühe« aus dem Darm zu verdünnen, worauf die Entzündungen prompt abklingen.

Trinkkur. Die Trinkkur ist ein besonders wichtiger Bestandteil der Säuberung. Die zugeführte Flüssigkeit unterstützt sowohl die Darmreinigung, wie die Ausschwemmung von Ablagerungen und Säuren im ganzen Körper. Während der Kur auftretende Übelkeiten schwinden meist rasch nach ausreichendem Trinken. Die aufgewirbelten Schlacken gehen dann mit den Stuhlausscheidungen, mit dem Urin, mit Hautausdünstungen, Schweiß und mit der Ausatmungsluft aus dem Körper. Nach dem Volksspruch: »Gesundheit ist Wohlgeruch – Krankheit ist Gestank« kann man dann meist selbst die Ausscheidung schlechter Substanzen feststellen. Der Stuhl kann dann »kriminell« penetrant riechen, der Urin einen stechenden Geruch annehmen, auch übel riechende Schweiße, Hautausdünstungen, starker Mundgeruch oder unangenehm riechende Menstruationsblutungen treten vorübergehend auf. Die Säuberung ist damit voll im Gange. Ihre Auswirkungen lassen sich weithin erkennen, wenn die Haut reiner, rosiger, straffer und geschmeidiger wird, die Haare glänzender usw., wenn eine Summe von verjüngenden Veränderungen auftritt, die Dr. Mayr in seinem Buch *Schönheit und Verdauung* (nicht mehr lieferbar) beschrieben hat. Auch die Zunge, der »Spiegel des Blutes«, verändert sich.

Für die Trinkkur sind gutes Trinkwasser, dünn gebrühte, milde Heilpflanzentees, kohlensäurearme Mineralwässer (nicht zu kalt) geeignet. Personen unter 50 kg sollten tunlichst 2 Liter täglich trinken, Personen bis 90 kg etwa 3 Liter, Personen darüber 4 Liter täglich.

Manuelle Bauchbehandlung. Mit der manuellen Bauchbehandlung nach Mayr, einer kunstvollen Tast- und Atemtherapie des Bauches, regt der Mayr-Arzt die spezifische Darmtätigkeit (Peristaltik) an, verbessert die Zirkulation im Bauchraum, intensiviert die Atmung und die Säuberungsprozesse. Dabei wird außerdem die im Gekröse oft gestaute Darmlymphe wieder in Umlauf gebracht.

Natürliche Maßnahmen. Eine Reihe anderer natürlicher Maßnahmen wie Morgengymnastik, Wasseranwendungen, Dunst- und Leberwickel, Kräuter-, Schiele-, Kuhne-Bäder, Heilmassagen, Schwimmen oder Wandern in guter Luft können die Säuberungsvorgänge vorantreiben, aber nur, wenn sie wohl koordiniert, gezielt und in schonender Form eingesetzt werden. Die von mir für den Sanatoriumsbetrieb entwickelte Kombinationsform der Mayr-Kur mit einer Reihe sich ergänzender Naturheilanwendungen kann als »kombinierte Kurform« die gesamte Kurwirkung und Regeneration wirkungsvoll unterstützten. Dazu kommt noch die Anwendung von Basenbrühen, Basensuppen (siehe S. 80) und Basensalzen zur vermehrten Ausschwemmung von Säureschlacken.

Einläufe. In besonderen Fällen und bei Rückvergiftungskrisen stellen Einläufe eine schnell wirksame Hilfe dar (siehe S. 93). Sie spülen allerdings nur den Dickdarm und können die salinischen Wässer nicht ersetzen.

Schulung

Ein Sprichwort sagt: »Der Gesunde hat viele Wünsche, der Kranke nur einen.« Deshalb hat die Schulung zum Zweck, ein gesundes Essverhalten einzuüben und so den Grundstein für das Leben nach der Kur zu legen. Zur Schulung gehören:

- die schon angeführte manuelle Bauchatembehandlung durch den Arzt
- die Bauchatemübung nach Mayr, die Sie selbst durchführen sollen (siehe S. 86)
- die Esskultur nach Mayr mit Disziplinierung der Essgewohnheiten
- Rückgewöhnung an reichliches Trinken

Soll sich die Mayr-Kur als Intensivtherapie auswirken, dann kommt es auf zweierlei an:

Exakte Kurdurchführung. Auf die minutiös exakte Kurdurchführung, wie sie mit allen Details in *Die Darmreinigung nach F. X. Mayr* beschrieben wurde. Der Teufel steckt im Detail!

Neuorientierung. Auf die im Anschluss an die Kur stattfindende Neuorientierung der Ernährungs- und Lebensweise. Je weniger man wieder in den »Schlendrian« verfällt und je mehr man die ordnenden Kureinflüsse auf den Alltag überträgt, desto länger halten die Auswirkungen an, die dann oft schon sehr rasch oder bei alten Leiden erst nach Monaten ihren erfreulichen Höhepunkt erreichen. Eine Schlüsselstellung besitzt dabei die gleichzeitig stattfindende seelische Regeneration.

Die Kurausleitung

Das Teefasten wird in die Milch-Diät übergeleitet, diese wiederum in die erweiterte Milch-Diät und schließlich in die Milde Ableitungsdiät. Alle Diätformen sind in langsam nacheinander erfolgenden Abschnitten durchzuführen. Da die Optimalkost für den Einzelnen stets eine Individualkost ist, erhält der Patient vom Mayr-Arzt aufgrund der Diagnostik und der Erfahrung die jeweils für die Dauerkost besonders geeigneten Richtlinien. Sie bestehen meist aus einer leicht bekömmlichen, gut verträglichen, biologisch möglichst vollwertigen, nicht einseitigen, aber etwas laktovegetabil orientierten Kostform. Dabei sollten Sie Folgendes beachten:

Die Ratschläge F. X. Mayrs beruhen auf der Grunderkenntnis, dass man seinen Verdauungsapparat nicht durch die allseits fast üblichen Ernährungsfehler belasten und überfordern soll. Das zu schnelle, schlecht gekaute, kaum eingespeichelte Hinunterschlingen der Mahlzeiten ist bekanntlich weit verbreitet. Außerdem sollten Sie zu reichhaltiges, zu üppiges, zu schweres Essen meiden – aber auch das zu häufige und abends zu späte Essen. Eine disziplinierte Esskultur ist der Königsweg zu Ihrer Gesundheit. Es ist kaum zu glauben, in welch hohem Maß sich diese Richtlinien – wenn sie eingehalten werden – auf den Gesundheits- und Leistungszustand des Menschen auswirken! Mehr darüber im Kapitel »Neuorientierung der Ernährungsweise« (siehe S. 52).

Mayr-Kur und seelische Regeneration

Gekränkte Seele – kranke Zelle

Das Ziel einer Reinigungskur ist die körperliche und die seelisch-geistige Regeneration. Neben der Reinigung von »Stoffwechselmüll« und Umweltgiften geht es um ein seelisches Ins-Reine-Kommen mit sich selbst und seinem Leben. Die Kurzeit ist eine segensreiche Wendezeit. Es ist die Zeit für die Befreiung vom Seelisch-Verbrauchten, Bedrückenden und Hinunterziehenden und die Zeit für innere Erneuerung. Erneuern heißt, sich seelisch mit positiven Inhalten und Zielsetzungen zu erfüllen, frische Zuversicht aufzubauen und hoffnungsvoll einer guten Zukunft entgegenzusehen.

Die Bedeutung der seelischen Vorgänge in uns wird meist gewaltig unterschätzt. In Wirklichkeit gibt es nichts im Körper, was sich nicht auf die Seele auswirkt – und umgekehrt nichts Seelisches, was nicht der Körper zu spüren bekommt. Ein wesentlicher Teil unserer gesundheitlichen Probleme hängt eng mit der Psyche zusammen. Sorgen, Kümmernisse, Kränkungen, Ängste, Pessimismus, Fehleinstellungen, negativer Stress usw. machen uns schnell »seelisch sauer« und führen zu fehlerhaften Verhaltensmustern, zu Verspannungen und Verkrampfungen, die sich auf die sogenannten Bezugsorgane auswirken:

- Ein Teil aller Rücken- und Wirbelsäulenprobleme hängt mit einem – oft sich selbst zu schwer gemachten – Tragen und Ertragen seelischer Lasten zusammen, mit Belastungen, von denen es heißt: »Er hat zu viel auf dem Buckel, er muss zu viel mit sich herumschleppen.«
- Ein Teil aller Magenprobleme lässt sich auf das Hinunterschlucken von oft zu tragisch Genommenem, seelisch schwer Verdaulichem zurückführen. Es heißt: »Er hat zu viel in sich hineingefressen, zu viel hinunterzuwürgen.«
- Ein Teil der Gallenprobleme hängt mit einem – sich oft hineingesteigerten – explosiven Ärger zusammen. Man ärgert oder giftet sich zu viel. Es heißt vom Zornigen: »Die Galle läuft ihm

über.« Von Chol, Galle, kommt ja der Begriff »Choleriker«.
- Ein Teil der Herzprobleme hängt mit Herzeleid zusammen, mit Kränkungen und Kummer. Es heißt: »Das schlägt sich ihm auf das Herz, das bricht ihm noch das Herz.«
- Auch ein Teil der Krebsleiden ist Ausdruck eines schweren seelischen Leides, mit dem der Mensch einfach nicht fertig wird. Ein Leid, von dem man sagt: »Das bringt ihn noch ins Grab.«

So kommt der inneren Einstellung eine gesundheits- und lebensqualitätsentscheidende Rolle zu. Die Macht, an seinen Fehleinstellungen etwas zu ändern, liegt in jedem Menschen selbst und kann nur von ihm aufgebaut werden. Es ist die körperliche Reinigung während des Fastens, die einen solchen seelischen Aufbau beflügelt. Dies schlägt sich auch in Träumen nieder.

Traumerlebnisse der Fastenden. Zu Kurbeginn wird häufig über unangenehme bis erschreckend wüste Träume berichtet. Sie werden nach etlichen Tagen zunehmend freundlicher und nehmen schließlich einen angenehmen Charakter an oder werden nicht mehr registriert. Offensichtlich verarbeitet das Unbewusste des Fastenden während des Schlafes seelische Belastungen und böse Erinnerungen aus früherer Zeit, die er bislang verdrängt oder sonst wie noch nicht bewältigt hat. Solche Traumerlebnisse stellen wertvolle psychische Regenerationsvorgänge dar. Sie sind fast eine »Psychoanalyse ohne Couch und Analytiker«.

Fasteneuphorie. Auch im Tagesbewusstsein erzeugt die körperliche Reinigung entsprechende seelische Vorgänge. Während man bei Entgiftungskrisen leicht depressiv bis gereizt wird, geht die Entschlackung des Körpers bald mit dem Gefühl seelischer Befreiung, Unbeschwertheit und Fröhlichkeit einher. Es kommt oft zur sogenannten Fasteneuphorie, einem ansonsten kaum bekannten, das ganze Sein erfassenden Glücksgefühl.

Heilkraft des positiven Denkens

»Dein Auge kann die Welt
trüb oder hell dir machen.
Wie du sie ansiehst,
wird sie weinen oder lachen.«
Friedrich Rückert

Die befreienden seelischen Vorgänge sollten nicht nur passiv erlebt werden. Man kann den guten Trend auch aktiv zu einer gezielten inneren Aufbauarbeit nützen. Es gibt keine bessere Zeit und keine bessere Gelegenheit dazu als während richtig durchgeführter Reinigungskuren! Glücklich oder unglücklich sind wir in erster Linie nicht durch unsere Lebenslage, sondern durch unsere Einstellung dazu. Wenn in der Bibel dem Sinne nach steht: »Wenn du fastest, mache ein fröhliches Gesicht!« So wird keine schauspielerische Leistung erwartet, sondern das aktive Aufbauen einer neuen Einstellung mit innerlicher Fröhlichkeit und Zuversicht. In der ersten Kurzeit sollte man zunächst alles Hinunterziehende, alle Sorgen und Kümmernisse aus seinem Bewusstsein verdrängen. Später, wenn man genügend Abstand gewonnen hat, wird man mit allen seinen Problemen viel besser fertig werden. Daher wende man sich zunächst nur erfreulichen und aufbauenden Gedanken zu und entwickle so die »Heilkraft des positiven Denkens«. Es ist ein Sich-Erfüllen mit erfreulichen Inhalten und Zielvorstellungen. Während »saure« und sonstige negative Gedanken, die uns erfüllen, magnetisch nur Übles anziehen, fördern positive Gedanken günstige Entwicklungen. Schon in der Bibel heißt es von dem, der sich von Sorgen und finsteren Gedanken beugen lässt: »Der Gebeugte hat lauter böse Tage, der Wohlgemute hat allezeit Fest.«

Tatsächlich nimmt unsere Seele die Farbe unserer Gedanken an und wirkt dementsprechend anregend-belebend oder säuernd bis lähmend auf viele körperliche Funktionen. Das Wohlgemutsein lässt sich üben, gerade während des Fastens. Und: Es ist ein Heilmittel ersten Ranges!

WISSEN

Einheit

Daher gehören so eng zusammen:

- fasten und beten
- fasten und meditieren
- fasten und in sich gehen, sich selbst finden,
- sich erneuern, neue gute Vorsätze und Ziele fassen, das Leben, seine Zukunft innerlich positiv vorgestalten und veredeln
- mit sich selbst, mit Gott und der Welt in Harmonie zu kommen

Religiöse Gesichtspunkte

»Der Glaube ist es, der die wahren Wunder wirkt.« Paracelsus

Das religiöse Fasten hatte schon immer eine Doppelfunktion: Die körperliche Gesundung und die seelisch-geistig-religiöse Erneuerung. Es ging um die Reinigung vom seelisch »Unreinen« und um die Vertiefung des Glaubens durch vermehrte Hinwendung zum Göttlichen. All dies gilt heute noch, da Fasten aufnahmefähiger macht für höhere Empfindungen, Einstrahlungen, Offenbarungen, Impulse, Ideen.

Dabei zeigt sich, dass die wichtigsten Ereignisse unseres Lebens nicht unsere lautesten, sondern unserer stillsten sind. Im Fasten kann man die Stille finden und in ihr den Kontakt zu den höheren Quellen des Lebens. So ist es kein Zufall, dass jede Kulturreligion dieses Planeten, gleich in welchem Jahrtausend oder Jahrhundert, oder in welchem Erdteil sie gegründet wurde, das Fasten ihren Gläubigen zu ihrem Heile geboten hat. Bekannt ist das Fasten von Moses und anderen biblischen Propheten, von Jesus, Buddha, Mohammed sowie von den antiken Weisheitsschulen. Schon im Islam heißt es: Was der Arzt nicht heilen kann, wird geheilt im Ramadan.

So wird sich die Einbindung innerer Stille, Einkehr und religiöser Erneuerung in das Fastengeschehen für alle segensreich auswirken, die sich dafür eröffnen wollen. Sie können in sich das Bibelwort verwirklichen: »Das Alte ist vergangen, siehe es ist alles neu geworden.«

Fasten und Hungern

Auf der psychologischen Ebene liegt auch der Unterschied zwischen Fasten und Hungern. Hungern entsteht zwangsläufig bei Geschehnissen wie Hungersnot, Katastrophen oder Gefangenschaft. Fasten ist hingegen ein freiwilliger Akt, getragen von bejahender innerer Einstellung, mit Freude und Zuversicht. Während der Hungernde bald schwach und elend wird, wandert der Fastende auch nach wochenlanger Kur beschwingt durch die Gegend mit fröhlichem Gesicht.

Psychische Festigkeit

Die Rolle der psychischen Einstellung zeigt sich auch bei Entgiftungskrisen, bei denen manche plötzlich beginnen, herumzunörgeln und herumzugiften, alles depressiv schwarz in schwarz zu sehen und sich krank und elend zu fühlen, etwa nach Eugen Roth: »Zwei Dinge trüben sich beim Kranken a) der Urin, b) die Gedanken.«

Wer sich aber so rasch fallen lässt, hat noch nicht die rechte Einstellung gewonnen. Es ist eine Aufgabe des Fastenden, in solchen, meist rasch vorübergehenden Stunden, zuversichtliche Haltung und innere Festigkeit zu bewahren. Wie eng Fasten und innere Festigkeit zusammengehören, unterstreicht das Wort Fasten, das aus dem Mittelhochdeutschen kommt und »sich festigen« und »Festigkeit gewinnen, Festigkeit entwickeln« bedeutet. So ist die Fastenkur eine moralische Herausforderung, eine Charakterkur, die den ganzen Menschen diszipliniert, festigt und stärkt. Die Entscheidung liegt auch hier auf der psychischen Ebene!

Innere Erneuerung

Im uralten chinesischen Weisheitsbuch I GING heißt es: »Wenn Krankheiten nicht heilen, ist es leicht, die Schuld nur bei anderen zu suchen. Man muss kraftvoll daran gehen, Ordnung zu schaffen und beginne beim eigenen Ich.« Und an anderer Stelle: »Der Mensch kann den Wolken am Himmel nicht gebieten, wohl aber den Wolken im eigenen Gemüt!«

Hier sind grundlegende Aufgaben für viele angesprochen. Es gilt, die glückliche Gelegenheit der Reinigungskur wahrzunehmen, um innere Ordnung und Harmonie herzustellen und das Wohlgemut-Sein in sich aufzubauen. Wer morgen eine frohe, heile innere Welt haben will, muss heute beginnen, sie sich zu errichten. Mit Recht heißt es im Zen: »Jetzt – ist die einzige Zeit zu wirken!«

Wer dazu neigt, ängstlich zu sein, schwarzzusehen oder am Sinn des Daseins zu verzweifeln, der meditiere nur den Satz des Weisen: »Frage nicht mehr nach dem Sinn des Daseins, sondern frage dich, wie dein Dasein durch dich selber Sinn erhalten könne!«

Positive Autosuggestionen

Um seinem Leben Sinn zu geben, braucht jeder Mensch Klarheit über seine Hoffnungen, Wünsche und Ziele. Dazu soll er sich aufbauende Bilder oder Visionen seiner Zukunft gestalten und wiederholt vor Augen führen: Das können Bilder einer strotzenden Gesundheit, einer glücklichen Ehe, eines erfolgreichen Berufes sein oder wie Probleme gut gemeistert werden. Ein solches »mentales Bauen«, mit anderen Worten das Gestalten positiver Zielbilder, bereichert das Leben mit machtvollen Aufbauimpulsen, mit Freude und Sinngebung. Sie wirken bis tief in das Unterbewusstsein hinein und treiben die glückliche Verwirklichung dieser Ziele voran. Glück und Erfolg sind in uns – oder nirgends!

WISSEN

Vorsatzformeln

Jeder durchgefühlte positive Gedanke ist eine hilfreiche Autosuggestion. Ihre Wirkung kann man durch Anwendung sogenannter Vorsatzformeln verstärken. Von den zahlreichen individuell auszuwählenden Vorsatzformeln seien hier als Beispiele angeführt (nach Coué):

- Es geht mir – mit jedem Tag – in jeder Hinsicht – immer besser und besser ... oder
- Nur guter Mut – alles wird gut ... oder
- Ich kann es – ich schaffe es ... es ist leicht ...

Wir allein können Glück und Erfolg verwirklichen. Eine entscheidende Rolle spielen dabei unsere Selbstbeeinflussungen oder Autosuggestionen. Bô Yin Râ schreibt: »Denke stets Armut und Not, und Armut und Not werden nicht auf sich warten lassen, – fürchte stets irgendein Ungemach, und das Missgeschick wird sich mit Sicherheit an deine Fersen heften!« »Sieh aber in der trübsten Stunde noch immer deine Sache nicht als verloren an und sie wird dir niemals verloren sein, du wirst sicherlich in Bälde einen Ausweg finden!«

Solche Formeln spricht man sich selber wiederholt vor und mobilisiert damit eigene, im Unterbewusstsein brachliegende Kräfte, die dann das gute Gelingen mit oft unglaublicher Vehemenz vorantreiben. Sicherlich benötigt nicht etwa jeder Fastende solche gezielte Autosuggestionen, aber es gibt sehr viele, die sich so von ihrer »seelischen Übersäuerung« befreien können und erst dank systematischer Anwendung solcher Aufbauimpulse einen Durchbruch erzielen; einen Durchbruch durch verschiedene heilungshemmende Psychobarrieren. Diese sind meist als Folge von Fixationen an unglückliche Erlebnisse, an Misslingen, an Selbstzweifel, Dauerfrustrationen oder als Zweifel an der eigenen Gesundung entstanden.

Die »bewusste Autosuggestion« hat ein breites Anwendungsspektrum und ist leichter erlernbar als das Autogene Training. Für unglaublich viele Menschen hat sie sich schon als außerordentlich hilfreich bewährt.

Mit Recht erklärte schon Emile Coué, der die Methode der bewussten Autosuggestion entwickelt hat: »Fast jede Krankheit ist heilbar, aber nicht jeder Kranke«. Die Entscheidung liegt oft allein an der inneren Einstellung, der Autosuggestion oder am Glauben an gutes Gelingen. Ohne Glauben an Gelingen gibt es kein Gelingen! So gilt auch hier das Wort von Bô Yin Râ: »Du selber bist der Magnet für Dein Wohl und Wehe!«

Neuorientierung der Ernährungsweise

»Wir können uns durch das tägliche Essen krank machen oder auch stärken und gesund erhalten.« Paracelsus

Diese Neuordnung findet im Anschluss an die Mayr-Kur ihren Anfang. Jetzt gilt es das gründliche Kauen und Einspeicheln jedes Bissens, also die Esskultur bestmöglich beizubehalten. Nach den strengeren Diätformen wie Fasten und Milchdiäten folgt die Milde Ableitungsdiät (MAD). Sie stellt eine besonders schonende und wohlschmeckende Übergangsdiät dar, die sich großer Beliebtheit erfreut. Dabei stehen zunächst die Gemüsesuppen auf Kartoffelgemüsebasis, die sogenannten Basensuppen, im Vordergrund. Dazu gibt es Pellkartoffeln, gedünstete Feingemüse aller Art sowie leicht verdauliche schmackhafte Getreidegerichte aus Hafer, Maisgries, feinst gemahlenem Dinkel oder Quinoa, mit Kräutersaucen, die mit Rahm, Wild- oder Gartenkräutern oder sonstigen basenspendenden Lebensmitteln kombiniert sein können. Auch Quark, Frischkäse, Schafs- und Ziegenkäse, Hüttenkäse, weiches Ei, Rinderschinken, Putenbrust, magerer Fisch wie Forelle oder Saibling oder Huhn ohne Haut kommen je nach Fall in Betracht. Alle proteinreichen Nahrungsmittel, die ja Säurespender sind, sollen mit Basenlieferanten kombiniert werden, was später eingehend besprochen wird.

Schon in der Phase der MAD kommt der Beachtung der eigenen Bedürfnisse in der Nahrungsauswahl große Bedeutung zu. Durch die Kur und die Esskultur werden unsere naturgegebenen Nahrungsberater, unsere Instinkte, zu neuer Empfindsamkeit wiedererweckt. Wir sollen jetzt lernen, auf sie zu achten, um so von unserem Körper zu erfahren, was er benötigt.

Die sich jetzt entwickelnde Fähigkeit, das Unbenötigte und Schädigende instinkthaft abzulehnen und das Benötigte und Wertvolle zu verlangen, stellt eine Hauptkomponente einer künftig gesünderen Ernährungsweise dar.

Nach Kurende bietet die MAD mit ihren hochwertigen Lebensmitteln und ihrer einfachen und werterhaltenden Küchentechnik eine Basis für die anschließende Dauerkost an. Dazu muss sie nur noch mit lebendiger Kost, Salaten, Obst, Vollwertkostformen in leicht verdaulicher Art erweitert werden. Ständige Schonkost ist nicht zu empfehlen. Sie würde langfristig zur Verweichlichung und Überempfindlichkeit führen. Aber auch das Gegenteil, nämlich eine belastende, besonders grobe, allzu reichlich rohe und schwer verdauliche Kost ist nicht zu empfehlen. Viele Anhänger der Vollwertkost essen heute allzu schwere grobe Vollkorngerichte und mehr an Rohkost als ihr Verdauungssystem richtig verarbeiten kann. Sie glauben, damit ihrer Gesundheit zu nützen und merken es oft jahrelang nicht, trotz starker Blähungen und ungeformter breiig-gäriger Stühle, dass sie damit mehr Schaden als Nutzen anrichten.

Was ist die ideale Dauerkost?

Dazu sei festgehalten: Eine allgemein gültige Idealkost gibt es natürlich nicht. Dr. Mayr zitierte gern den Volksspruch: Die Kost, die dem Schmied bekommt, die zerreißt den Schneider! Die bestmögliche Dauerkost hängt von Konstitution, Verdauungskraft und körperlicher Leistung ab und ist daher individuell sehr verschieden. Grundsätzlich gilt: »Idealkost« ist immer Individualkost.

Die vielen Schriften über »gesunde Ernährung« und die Verheißungen der jeweils modernen Ernährungsapostel, die detaillierte Rezepte für jedermann verbreiten, ohne die individuell so variable Verdauungsgesundheit, Verdauungsfähigkeit und Verstoffwechslungskraft zu berücksichtigen – so als wäre diese bei jedem gleich – sind bestenfalls mit größter Skepsis zu betrachten. Mit aller Deutlichkeit hat Mayr darauf hingewiesen, dass die Ernährung des Menschen ein Produkt aus zwei Faktoren ist, nämlich des Faktors Nahrung und des Faktors Verdauung. Daher muss es schiefgehen, wenn man nur den einen Faktor, nämlich die Nahrung und ihre Werte, berücksichtigt, und nicht erkennt, dass diese Werte uns nur dann zugute kommen können, wenn sie vom anderen Faktor, also von der Verdauung, richtig verarbeitet werden. Schon vor zweieinhalb Jahrtausenden hat Hippokrates geraten: »Was du leicht verdauen kannst, das iss! Und was du nicht leicht verdauen kannst, das iss nicht!«

Und 1797 hat es der große Arzt Hufeland nochmals auf den Punkt gebracht: Der Mensch lebt nicht von dem, was er isst, sondern nur von dem, was er (richtig) verdaut!

Eine wirklich hilfreiche Neuorientierung der Ernährung nach der Kur kann daher nicht beginnen mit: »Iss möglichst viel Rohkost, Korn, Kraut und Kohl!«, sondern mit: Lerne richtig essen und vermeide die von Mayr beschriebenen »Kardinalfehler der Ernährungsweise«.

Kardinalfehler der Ernährungsweise:

- zu schnell (schlecht gekaut und eingespeichelt)
- zu viel (größere Menge als benötigt)
- zu oft (Zwischenmahlzeiten, Naschereien)

- zu schwer (schwer verdaulich, übersäuernd, Eiweißmast, Rohkostüberkonsum)
- zu spät (üppiges Nachtmahl vor dem Schlafengehen)

Anstelle dieser Kardinalfehler sollten treten:

- die Esskultur nach Mayr
- das rechte Maß
- geregelter Essrhythmus
- bedarfsgerechte Kostauswahl (Was soll man essen?)
- verdauungsförderliche Kostzubereitung
- Gesundheitspflege durch Trinken

Die Esskultur nach Mayr

Prima digestio fit in ore. (Die erste Verdauung geschieht im Munde.)

Die richtig ausgeübte Esskultur bahnt den Weg zu einer wesentlich gesünderen Ernährungsweise. Etwas überspitzt kann man sogar sagen: Wie man isst, ist wichtiger, als was man isst! Wer nämlich optimal kaut und einspeichelt, findet problemlos sein rechtes Maß, also das, wie viel er tatsächlich benötigt. Er bleibt auch länger satt und findet seinen rechten Essrhythmus. Und schließlich spürt er auch immer deutlicher, was er zu seiner bestmöglichen Ernährung seines Körpers benötigt. Nun im Detail:

Das rechte Maß

Beherrschtheit in der Kost ist die Mutter aller Heilmittel. Mohammed

Wer die Esskultur konsequent einhält, kommt problemlos auf seine individuelle von ihm tatsächlich benötigte Essmenge. Bedenken Sie, dass jedes Zuviel schädlich ist. Hüten Sie sich vor Ernährungsaposteln mit ihrem: »Du kannst gar nicht genug Rohkost essen, nicht genug Vitamine!« Schon Paracelsus lehrte, dass die Menge entscheidet, ob etwas von Nutzen ist oder von Schaden: »Eine jegliche Speise und ein jegliches Getränk, wenn es über seine Dosis eingenommen wird, so ist es Gift.«

Schon die Römer sagten: Plenus venter non studet libenter! – Mit vollem Bauch studiert man schlecht! Das stimmt für den durch Zuviel-Essen überladenen Magen. Dieser bewirkt die »postprandiale Müdigkeit«. Das Hirn wird blutleer und macht müde, schlapp und schläfrig. Ein ansonsten unnötiges Mittagsschläfchen wird erstrebt. Müdigkeit und Kopfleere nach dem Essen sind Charakteristika für

Zuviel. Esskultur nach Mayr kräftigt die Sättigungsreflexe und fördert rechtzeitiges Aufhören. Rechtzeitiges Aufhören findet statt, wenn man einige Minuten nach dem Essen eine angenehme leichte Sättigung verspürt und ein Aktivitätsplus empfindet.

Die »Deutsche Gesellschaft für Ernährung« hat der Bevölkerung empfohlen, sich »vielseitig, abwechslungsreich und knapp« zu ernähren. Der Bundesbürger beachtet die beiden ersten Teile dieser Empfehlung mit deutscher Gründlichkeit. Aus aller Welt werden sogar die ausgefallensten und unnötigen exotischen Gerichte tonnenweise herbeigekarrt. Aber der dritte Teil der Empfehlung, das »knapp«, wird ignoriert. Solange dies der Fall ist, wird sich der Trend im Gesundheitszustand der Wohlstandsbevölkerung weiterhin abwärts entwickeln. Eine unabdingbare Aufgabe zur Neuorientierung der Ernährungsweise ist daher die »Pflege des halbvollen = halbleeren Bauches«. Hier sei an Maimonides erinnert: »Man ziehe seine Hände vom Essen, solange noch Appetit vorhanden ist!«

Geregelter Essrhythmus

Die Voraussetzung zur Einnahme einer Mahlzeit ist ein angenehmes »gesundes« Hungergefühl. Es verrät, dass der Magen wieder leer ist und bereit zu neuer Nahrungsaufnahme. Ohne Hunger sollte man nie essen! Stattdessen ist zu warten, bis sich Hunger einstellt, auch wenn einmal eine Mahlzeit übersprungen werden müsste. Normalerweise spielt sich ein gut geregelter Essrhythmus leicht ein, bei dem sich vor der nächsten Nahrungsaufnahme der gesunde Hunger meldet.

Die Esspausen zwischen den Mahlzeiten betragen dabei vier bis fünf Stunden. Das ist die Zeitspanne, die der Magen zumeist benötigt, um das vorherige Essen entleert und sich für neuerliche Nahrungsaufnahme vorbereitet zu haben. Anstelle von Zwischenmahlzeiten sollte reichlich »allgemein bekömmliche Flüssigkeit« getrunken werden. Bei Kindern und heranwachsenden Jugendlichen, besonders für lange Schulzeiten, ist eine Zwischenmahlzeit zweckmäßig, etwa ein Frühstücksbrot (z. B. ein Knäckebrot) mit einem Apfel oder mit anderem Obst. Bei sehr schlanken, untergewichtigen Personen mit großer Verdauungsschwäche, also mit ausgeprägter Enteropathie, Eingeweidesenkung usw., soll der individuell günstigste Rhythmus gefunden werden. Bei diesen Personen können eventuell auch kleine (!) Zwischenmahlzeiten hilfreich sein. Voraussetzung dafür ist aber, dass die Hauptmahlzeiten so verkleinert werden, dass auch vor der Zwischenmahlzeit Essbedürfnis auftritt. Dieses Essbedürfnis freut sich auch über bescheidenste einfache Speisen und unterscheidet sich deutlich vom sogenannten Gusto, dem Kitzel des verwöhnten Gaumens des Vernaschten nach immer wieder zu erneuernder Lustbefriedigung.

wichtig

Dr. Mayr empfahl: »Frühstücke wie ein König, mittagesse wie ein Bürger, abendesse wie ein Bettler.«

Heißhunger. Viele Personen klagen über quälenden Heißhunger, den »Nüchternschmerz« zwischen den Mahlzeiten. Er zwingt sie zu wiederholten Zwischenmahlzeiten. Heißhunger ist ein Krankheitszeichen, das bei Übersäuerung des Magens auftritt und vermehrte Insulinausschüttung provoziert. Nach zwei bis drei Tagen Milchdiät nach Mayr ist der Heißhunger völlig verschwunden. Zur endgültigen Ausheilung dieses Symptoms bedarf es aber einer regulären Mayr-Kur.

Bedarfsgerechte Kostauswahl (Was soll man essen?)

»Eure Nahrungsmittel sollen Heilmittel – und eure Heilmittel sollen Nahrungsmittel sein!« Hippokrates

Der Mensch ist ein Omnivore, ein Gemischtesser. Er weist Gebiss und Darmlänge der omnivoren Tiergattungen auf und besitzt nicht die für reine Pflanzenfresser erforderlichen Verdauungseinrichtungen wie Blätter-, Netz-, Labmagen oder den Pansen der Wiederkäuer. Der Mensch kann sich allerdings im Laufe von Generationen weitgehend an Extremsituationen anpassen. Dadurch überleben die am Polarrand lebenden Eskimos, die sich zwangsläufig fast nur von Fleisch, Fisch und Fett ernähren (Carnivoren). Die in Tropenwäldern hausenden Indianer hingegen sind vorwiegend Fruktivoren, die vor allem von Früchten, Wurzeln und Pflanzen leben. Die dem Menschen im Allgemeinen gemäßeste Ernährungsform ist aber eine vernünftige gemischte Kost ohne extreme Einseitigkeiten. Tatsächlich haben auch nur die ohne solche Einseitigkeiten gemischtessenden Völker (Omnivoren) höher entwickelte Zivilisationen, Techniken und Kulturen hervorgebracht. Dies schließt aber kürzer- bis längerfristiges Weglassen tierischer Nahrungsmittel, insbesondere von Fleisch, keineswegs aus, was im Übrigen den meisten überernährten und viel zu viel tierisches Eiweiß essenden Wohlstandsbürgern auf einige Zeit nur zu empfehlen wäre.

Dauerkost

Unsere Dauerkost soll natürlich alles beinhalten, was der Mensch benötigt: Eiweiße, Fette, Kohlenhydrate und Vitalstoffe in ausreichender Menge. Außerdem soll sie einfach und leicht bekömmlich sein, hochwertig und schmackhaft und dazu noch vielseitig und ausgewogen im Säure-Basen-Verhältnis.

Einfach und bekömmlich (leicht verdaulich)

Nach der Reinigungskur kommt man erst so richtig »auf den Geschmack«. Ganz einfache, möglichst naturbelassene Lebensmittel munden nun köstlicher als kompliziert zubereitete frühere Leibspeisen, Schleckereien oder Naschwaren. Man merkt deutlicher denn je, wie gut einfach zubereitete frische Salate schmecken, Pellkartoffeln, Butterbrote aus Vollwertmehl mit Apfel oder Radieschen oder Tomaten. Die kalorienreiche, üppige und vielfach totgekochte Kost, die übliche bürgerliche Küche, besonders die übersäuernde Gasthausküche, der schädliche fast alltägliche Fleisch-, Wurst oder Eierkonsum, die süßen »Seelentröster« widersprechen der Einfachheit. Wer einfach lebt und einfach isst, lebt bekömmlicher und gesünder.

Zeichen von Unbekömmlichkeit sind: Müdigkeit nach dem Essen, Luftaufstoßen, Sodbrennen, Völlegefühl, aufgetriebener Leib, Blähungen, breiige Gärungsstühle oder penetrant riechende Fäulnisstühle. Die Bekömmlichkeit einzelner Nahrungsmittel ist von Person zu Person ebenso verschieden wie deren Verdauungskraft. Außerdem spielen noch Lebensweise, körperliche oder geistige Arbeit, Leistung an frischer Luft, Sauerstoffaufnahme eine große Rolle. Wenn es heißt: »Nach dem Essen sollst du ruhn oder tausend Schritte tun«, so besteht kein Zweifel, dass nur die tausend Schritte (oder mehr) nach den Mahlzeiten zu empfehlen sind!

Hochwertig und schmackhaft

Der Qualität der Nahrungsmittel kommt heute vermehrte Bedeutung zu, da Auslaugung der Böden, Umweltgifte, Chemiedüngung, Haltbarmachung der Lebensmittel usw. ihren biologischen Wert häufig in erschreckendem Ausmaß vermindert haben. Eine Folge davon sind heute zunehmend auftretende Mangelzustände. Der Bedarf an lebensnotwendigen Vitalstoffen wird oft nicht mehr ausreichend gedeckt. Besonders in der Wachstumsphase des Jugendlichen, in der Schwangerschaft, beim Stillen, bei Stress, nach Infekten, nach Operationen, in der Rekonvaleszenz usw. kommt es immer öfter zu Defiziten an Vitaminen, Mineralien, Spurenelementen, hochungesättigten Fettsäuren, Duft- und Aromastoffen.

Auch Alkohol-, Nikotin- und Koffeinmissbrauch führen zu Defiziten, besonders an

Mineralien. Zucker und Süßwaren wirken als »Vitamin-B- und Mineralstoffräuber«. Und alles, was die Ausscheidungsorgane übermäßig antreibt, besonders alles, was weiche gärig-breiige Stühle macht und zu viel ausschwemmt, bewirkt Verluste an Mineralstoffen.

Diese fallen sozusagen ungenutzt durch den Rost. Das gilt besonders für ein Zuviel an Rohkost, vor allem an Früchten, Fruchtsäften und Kompotten, aber auch für schwere Vollkornspeisen, Vollkornbrote, Sechs-Korn-Gerichte, falls sie den Darm reizen und Breistühle erzeugen, oder falls sie so ungenügend verdaut werden, dass sogar ganze Körner nahezu unverdaut mit dem Stuhl abgehen. Viele Leute glauben zwar dennoch, sich die Vitalstoffe des Vollkorns zuzuführen, sie erzielen damit aber eher das Gegenteil, nämlich einen Minuseffekt durch Verluste.

Daueranwendungen von Abführ-, Entwässerungs- oder Herzmitteln, von Blutdrucksenkern und verschiedenen Antirheumatika können ebenfalls zu Mangelzuständen führen, besonders von Kalium.

Viele solche Defizite werden nicht erkannt oder falsch gedeutet. Oft entziehen sie sich einer genauen Diagnostik, weil der Körper lange Zeit von seinen Reserven zehren kann. So ist ein Kalziummangel oft lange nicht festzustellen, weil der Kalziumspiegel im Blut unauffällig bleibt, während der Körper die fehlenden Kalziummengen aus dem Skelett abbaut. Der Mangel wird oft erst nach Jahren bei Knochenbrüchen oder sonstigen Symptomen der Osteoporose (Knochenentkalkung) entdeckt.

Zu viel Kochsalz kann wieder das Verhältnis zwischen Natrium und Kalium derart zum Nachteil des Kaliums verschieben, dass bei normalen Kaliumwerten im Blut in der Zelle Kaliummangel auftritt.

Alle diese Defizite entstehen nur langsam, über Jahre und gehen lange Zeit ohne Symptome einher oder nur mit wenig charakteristischen Beschwerden:

Kaliumdefizit

Muskelschwäche (»ich komme die Treppen schlecht hoch«), Herzmuskelschwäche bis Herzkrämpfe, Herzrhythmusstörungen, beschleunigter Puls, Darmträgheit, Ödeme und besonders häufig Krampfzustände, vor allem der Gesäß- und Beinmuskulatur, ischiasähnliche Beschwerden beim Liegen, Gebärmutterkrämpfe vor der Regel (prämenstruelles Syndrom).

Magnesiumdefizit

Übersteigerte nervliche Reizbarkeit bei Belastungen, erhöhte Stress-Reagibilität, allgemeine Nervosität, Mangeldurchblutung des Herzens mit Rhythmusstörungen, Krampfzustände im Magen-Darm-Trakt, auch Krämpfe im Nacken, Schulter- und Gesichtsbereich. Heute weiß man vom Magnesium, dass sein

Mangel oft durch anhaltenden negativen Stress verursacht wird, aber auch durch Alkoholkonsum, weil Alkohol die Magnesiumausscheidung über die Nieren steigert (Hypermagnesiurie). Da auch Kalium im Nervenstoffwechsel eine wichtige Rolle spielt, werden bei anhaltender Nervenerregung und negativem Dauerstress Kalium und Magnesium in der modernen Antistresstherapie als medikamentöse Vorbeugungsmaßnahme erfolgreich angewendet. (»Der Manager ist die Krone der Erschöpfung.«)

Kalziumdefizit

Nervösmuskuläre Übererregbarkeit, Gliederziehen, Nackensteife, Wirbelsäulenschwäche, Kalkverarmung der Knochen, Bänderschwäche, Allergieneigung, Haarausfall, Nägelbrechen, Zahnschäden. Etwaige Defizite an wichtigen Mineralstoffen, vor allem an Kalium und Magnesium, melden sich während des Fastens. Sie werden sozusagen aus ihrem Versteck hervorgeholt und zeigen sich meist in Form ziehender Krampfschmerzen in Gesäßbacken oder in Ober- und Unterschenkeln, besonders während des Liegens. Seltener treten Herzbeschwerden auf. Diese Symptome werden gerne als Argument gegen Fasten missbraucht. In Wirklichkeit treten sie aber nur dann auf, wenn schon vor dem Fasten ein latenter Mangel bestanden hat, der nun offenkundig wird. Das ist von Vorteil für den Betroffenen, weil er so erfährt, dass er – vielleicht schon lange – im Defizit gelebt hat und nun für die Zukunft vorsorgen kann.

Wenn zum Fasten nicht schon vorbeugend Mineralien (beispielsweise Basenpulver und eine Kalium-Magnesium-Arznei) verabreicht werden, so lassen sich etwaige, während des Fastens auftretende Mangelsymptome durch Zufuhr des Fehlenden rasch beseitigen. Jedoch sind für die Zukunft die Ursachen zu beheben. Meiden Sie tunlichst die »Mineralräuber« wie Süßigkeiten und auch Bohnenkaffee, weil dieser die Mineralausschwemmung fördert. Selbstverständlich ist auf möglichst gute Qualität der Kost zu achten, mit Bevorzugung biologisch angebauter Lebensmittel, und auch auf Bescheidenheit beim Abendessen, da über Nacht die Verdauungstätigkeit stark eingeschränkt ist, sodass bei abendlichem Überkonsum mit vermehrten Zersetzungsvorgängen und Vitalstoffverlusten zu rechnen ist. Daher heißt es nach fernöstlicher Weisheit: »Das Nachtmahl schenke deinem Feind!«

Die Bekömmlichkeit und Verwertbarkeit unserer Kost lässt sich außerdem umso mehr steigern, je schmackhafter das Essen aussieht, riecht und schmeckt. Man isst sozusagen auch mit den Augen und der Nase und kann schon auf diese Weise die Sekretion der Verdauungssäfte und die Produktion an Fermenten wesentlich beleben.

Vielseitig und ausgewogen im Säure-Basen-Verhältnis

Da die Kost alles beinhalten soll, was der Organismus benötigt, sind einseitige Ernährungsformen längerfristig nie zu empfehlen. An Stelle der heute vorherrschenden Fleisch-Fett-Zucker-Weißmehl-Salz-Alkohol-Kost sollte die Küche mehr laktovegetabil ausgerichtet sein, wobei Gemüse aller Art, Kartoffeln, Salate, leicht bekömmlich zubereitete Getreidegerichte, Milch, Wildkräuter, vollwertige Fette (kalt geschlagene Öle, Butter) und etwas Obst im Vordergrund stehen, während das säureliefernde tierische Eiweiß, d.h. Fleisch, Fisch, Wurstwaren, Eier und Käse weniger und seltener als heute allgemein üblich konsumiert werden sollten. Die bei der Mehrzahl der Konsumenten vorherrschende »Eiweißmast«, die nach Professor Wendt zur Verschlackung mit Risikofaktoren führt, möge nach der Entschlackungskur keine Neuauflage erfahren. Auch die gesundheitsbelastenden Nahrungsmittel Zucker und zuckerhaltige Kost, Weißmehlprodukte, Konserven und Industriekost sollten grundsätzlich gemieden werden.

Bei der Auswahl und Zusammenstellung der Gerichte erweist sich die Berücksichtigung eines ausgewogenen Säure-Basen-Verhältnisses als weitere wichtige Gesundheitsmaßnahme (siehe S. 65).

Kaliumreiche Nahrungsmittel.

	normal	reichhaltig	sehr reichhaltig
Gemüse	Kartoffeln Feldsalat Löwenzahn Möhren	Linsen Meerrettich	Sojabohnen weiße Bohnen Erbsen
Getreide	Gerste Grünkern, Weizen Hafer Mais Buchweizen Pumpernickel Knäcke-Simonsbrot	Roggen	
Nüsse	Walnuss		Pistazienkerne Haselnuss
Pilze	Champignon Steinpilz	Pfifferling	
Früchte	Banane Melone	Avocado Datteln, getrocknet Rosinen, getrocknet	

	normal	reichhaltig	sehr reichhaltig
Fische	Forelle Heilbutt Hering		

Magnesiumreiche Nahrungsmittel.

	normal	reichhaltig	sehr reichhaltig
Gemüse	Petersilie Salat Meerrettich Kartoffeln	Bohnen Erbsen	Sojabohnen
Getreide	Gerste Buchweizen Grahambrot Pumpernickel Simonsbrot Steinmetzbrot	Hirse Mais Roggen Weizen Grünkernkorn Hafer	
Nüsse		Haselnuss Walnuss Pistazienkerne Erdnuss	
Früchte	Banane Rosinen		
Sonstiges	Emmentaler Milch 1,5 %		Kakao

Kalziumreiche Nahrungsmittel.

	normal	reichhaltig	sehr reichhaltig
Milchprodukte	Camembert Speisequark	Kuhmilch Joghurt Sahne	Emmentaler Parmesan
Gemüse		weiße Bohnen Schnittlauch Meerrettich Löwenzahnblätter	Sojabohnen

	normal	reichhaltig	sehr reichhaltig
Getreide	Hafer Roggen Weizen Knäckebrot Pumpernickel Simonsbrot		
Nüsse		Haselnuss Pistazienkerne Walnuss	
Sonstiges	Pfifferling Datteln, getrocknet Rosinen		

Eisenreiche Nahrungsmittel.

	normal	reichhaltig	sehr reichhaltig
Gemüse	Löwenzahnblätter Feldsalat Meerrettich	Erbsen Spinat	weiße Bohnen Sojabohnen Linsen Schnittlauch
Getreide	Buchweizen Gerste Grünkern Vollreis Roggen Weizen Pumpernickel Simonsbrot Steinmetzbrot	Hirse Knäckebrot	
Nüsse	Haselnuss Walnuss		Pistazienkerne
Sonstiges	Butter Hühnerei Datteln, getrocknet Muskelfleisch	Pfifferling	

Verdauungsförderliche Kostzubereitung

»Lasst die Nahrung so natürlich wie möglich.« W. Kollath

Dieser viel zitierte Satz muss ergänzt werden durch: »... aber macht sie so bekömmlich wie nötig!« An erster Stelle steht die Bekömmlichkeit, erst an zweiter die Erhaltung der biologischen Substanzen, weil Letztere uns nur dann zugute kommen können, wenn sie der Körper richtig aufnimmt. So kann etwa das hochwertige, unzerkleinerte volle Korn eines schweren Vollkornbrotes niemandem nützen, wenn es weitgehend unverdaut mit dem Stuhl abgeht oder im Darm vergoren wird. Lässt man das Korn jedoch in Feinsteinstellung in der Getreidemühle mahlen und verzehrt es frisch, beispielsweise im Müsli, dann wird es besser verdaut und leichter vom Körper aufgenommen.

Durch richtiges küchentechnisches Zubereiten, Zerkleinern, Mahlen, Kochen, Braten, Grillen oder Keimen kann man viele Nahrungsmittel bekömmlicher machen und die Kontaktmöglichkeit für die Verdauungssäfte enorm vergrößern. Dadurch kommen oft viel mehr wertvolle Substanzen in das Blut als im naturgegebenen Zustand. Mit Recht betont Prof. Pirlet, dass das Ausmaß der bakteriellen Zersetzungsprozesse im Darm auch davon abhängt, ob die Nahrung küchentechnisch gut aufbereitet wurde oder ob alles in roher Form konsumiert wird. Die Rezepte der Milden Ableitungsdiät dienen als Anregung für verdauungsförderliche Kostzubereitung. Der Mensch hat vor 400 000 Jahren das Feuer entdeckt und die Möglichkeit, viele Nahrungsmittel weicher, schmackhafter und bekömmlicher zu machen. Ohne Feuer und Mahltechnik kann man sich die zivilisatorische Entwicklung der Menschheit nicht vorstellen.

Zur Verdauungsförderung gehört auch die Gesundheitspflege durch Trinken (siehe S. 81).

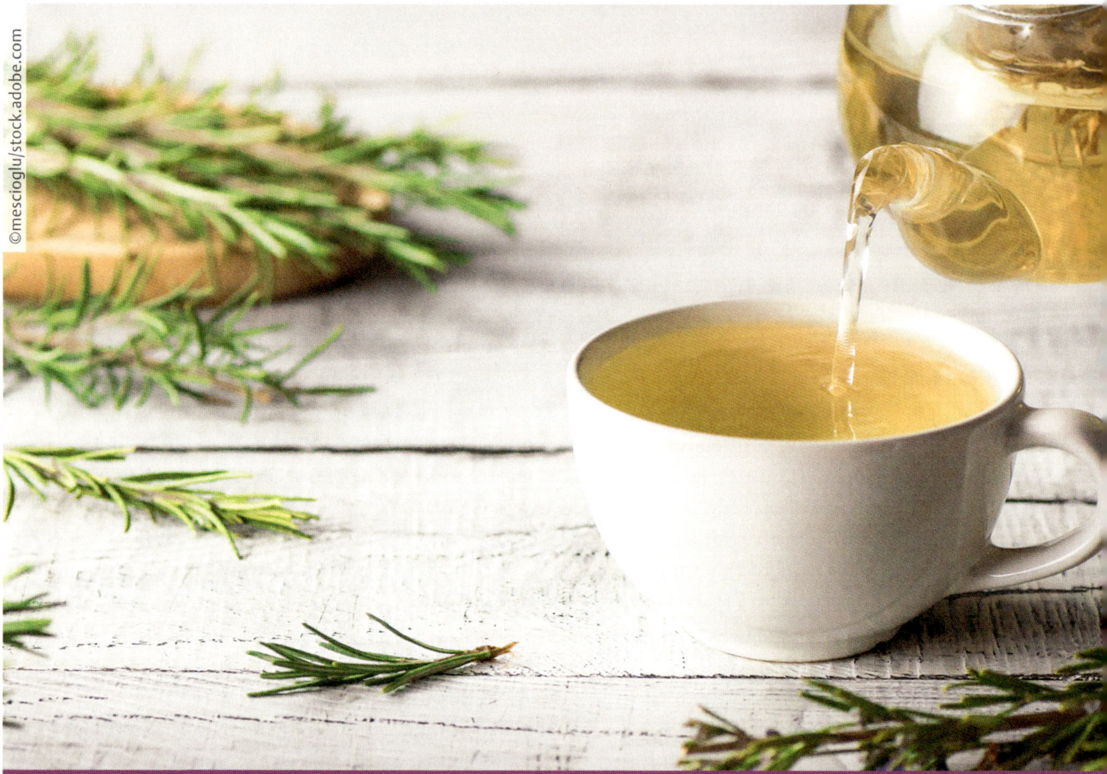

Gesundheitspflege – Selbsthilfemaßnahmen

Zur Erhaltung der Gesundheit gehören u. a. ein ausgeglichener Säure-Basen-Haushalt und eine ausreichende Flüssigkeitszufuhr.

Ernährungsweise aus der Sicht des Säure-Basen-Haushaltes

»Es gibt im menschlichen Organismus kaum ein Organ, Gewebe oder Funktionselement, das nicht durch Übersäuerung gestört oder geschädigt werden kann, und das nicht durch Entsäuerung wieder gebessert würde.« Dr. med. Berthold Kern

Dr. Mayr hat sich zu seiner Zeit dank großartiger Heilerfolge durch seine entschlackende und entsäuernde Kur nicht mit den Details des Säure-Basen-Gleichgewichts eigens beschäftigen müssen. Heute ist aber die Auseinandersetzung mit dieser Thematik unvermeidbar geworden.

Umweltgifte, saurer Regen, Chemiedüngung und andere moderne »Errungenschaften« wirken auf unsere wertvollste Nahrung, die pflanzlichen Lebensmittel, vielfach auslaugend und biologisch entwertend. Der Basengehalt, die basenbildenden Mineralien der Pflanzenkost, werden dadurch empfindlich vermindert. Außerdem hat die Motorisierung eine Bewegungsarmut bei der Mehrzahl aller Bürger verursacht und damit eine lebenswichtige Entsäuerungsmöglichkeit des Menschen eingeschränkt: Es wird nämlich ohne ausreichende körperliche Bewegung an frischer Luft zu wenig tief geatmet und damit weniger Kohlensäure ausgeschieden, als der Körper benötigen würde.

wichtig

Auch anhaltender negativer Stress, Ärger, Kränkungen, Infekte und die Mehrzahl der üblichen chemischen Medikamente wirken sich als Säure belastende Faktoren aus.

Der menschliche Organismus benötigt ohne Zweifel sowohl Säuren wie Basen. Während es aber extrem selten zu einer »Überbasung« (Alkalose) kommen kann, ist beim heutigen Zivilisationsmenschen eine Übersäuerung einiger Gewebebezirke (Gewebsazidose) sehr verbreitet. Außer den zuvor schon genannten Ursachen der Säurebelastung spielt auch die Ernährung eine wesentliche Rolle. Die Durchschnittskost des Wohlstandsbürgers zeigt leider ein starkes Überwiegen der Säurebildner, d. h. jener Nahrungsmittel, die im Körper sauer verstoffwechselt werden. Dazu gehören Fleisch, Fisch, Eier, Käse und Kohlenhydrate. Es übersäuern auch ständiges Zuviel-Essen, Bohnenkaffee (Kaffeesäuren), Alkohol, Süßwaren, Industriegetränke (Cola) und Fruchtsäfte (siehe S. 81).

Was geschieht bei Säureüberschuss?

Unser Blut muss ständig ein konstantes Säure-Basen-Gleichgewicht aufrechterhalten. Es liegt bei einem leicht basischen Wert (pH 7,4). Wenn aber zu viele Säuren in das Blut gelangen, dann werden diese Säuren sofort durch eine eigene Basenreserve, die stets im Blut vorhanden ist, abgepuffert. Überschüssige Säuren werden außerdem in die Ausscheidungsorgane (Nieren, Lungen usw.) transportiert, um rasch entfernt zu werden. Falls aber die Basenreserven des Blutes zu knapp geworden sind und die Ausscheidungsorgane nicht mehr alle überschüssigen Säuren ausschwemmen können, dann schiebt das Blut seine Säureüberschüsse in die Gewebe ab. So können solche Säuren in das Grundgewebe gelangen, in Fettdepots, in Muskel, Sehnen, Nervenscheiden oder in Gelenke, aber auch in andere Gewebebezirke, in denen sich dann »wilde Mülldeponien« bilden.

Eine lokale Übersäuerung entsteht auch leicht bei Überbeanspruchung, Strapazen usw. der Muskulatur. Sie tritt als Muskelkater in Erscheinung. Gleiches gilt für den Herzmuskel: Viele Menschen leiden unter »unklaren« Herzbeschwerden, die nur auf Säurebelastung des Herzmuskels zurückzuführen sind.

Kommt das Herz in den Zustand des Sauerstoffmangels wie durch starke Überforderung, Dauerstress, Rauchen oder bei nervlich-seelischen Belastungen (Aufregungen, Kränkungen, Schock), dann muss es, um weiterarbeiten zu können, auf einen sauerstoffarmen Reserve-Notfallstoffwechsel umschalten. Bei diesem »anaeroben Ersatzchemismus« entsteht aber fortlaufend Milchsäure, die das Gewebe ansäuert. Hält der Sauerstoffmangel des Herzens länger an, dann führen solche Übersäuerungen, ähnlich wie bei Muskelkater zu Säurebeschwerden, zu Herzdruck, Herzstechen und Herzschmerzen.

Diese Beschwerden können sich schließlich bis zu Stenokardie- oder Angina-pectoris-Anfällen mit Todesangst und Vernichtungsempfindungen steigern. Extreme Übersäuerung führt dann zur Säurekatastrophe, zum Herzinfarkt. Nach dem Kardiologen und Säure-Basen-Forscher Kern können Herzinfarkte überhaupt nur dann auftreten, wenn schon vor ihrem Ausbruch die befallenen Gewebebezirke einer massiven Säurebelastung unterlegen sind. Dies gilt auch für Schlaganfälle. Dr. Kern: »Durch rechtzeitige Entsäuerungsmaßnahmen werden Schlaganfälle und ihre Vorstufen ebenso sicher und beglückend verhindert, wie Herzinfarkte und ihre Vorstufen.«

Tatsache ist, dass ein stark übersäuertes Milieu in bestimmten Gewebebezirken die Entstehung der verschiedensten Leiden fördern kann, insbesondere Entzündungsprozesse und Schmerzzustände. Nach Auffassung der Säure-Basen-Forscher besteht bei der überwiegenden Zahl aller chronischen Zivilisationsleiden eine

Säurebelastung bestimmter Gewebe. Und daher kann eine Ausheilung oder zumindest Besserung solcher Leiden viel eher erzielt werden, wenn (zusätzlich zu anderen Therapien) die Säurebelastung beseitigt und der Säure-Basen-Haushalt in das Gleichgewicht gebracht wird. Dabei hilft die Mayr-Kur! Nach meinen Erfahrungen kann sie in der heutigen Zeit bei vielen Fällen durch zusätzliche gezielte Entsäuerungshilfe sehr wirkungsvoll ergänzt werden (siehe S. 75).

Jedes andauernde Zuviel an Säuren wirkt sich ganz allgemein auf den Organismus so ungünstig aus, wie ständiger saurer Regen auf die Pflanzenwelt. Besonders in Mitleidenschaft gezogen werden alle Drüsen des Organismus, die basische Sekrete erzeugen. Dazu gehören die Speicheldrüsen, die Leber und die Bauchspeicheldrüse, die Dünndarmdrüsen und die Prostata.

Folgen der Übersäuerung. Als häufige Folgen der Übersäuerung können auftreten:

- Entmineralisierung mit Zahnverschlechterung (Karies), Bindegewebeschwäche, Gefäß- und Organschäden, Knochenentkalkung, Faltenbildung der Haut, Gelenkveränderungen.
- Erhöhte Entzündungsbereitschaft, verminderte Abwehrkraft.
- Vorzeitige Alterungsprozesse.
- Unfruchtbarkeit des Mannes, denn: Das Prostatasekret soll basisch sein (pH 7,5–8). Nur im basischen Milieu ist die Beweglichkeit der Samenzellen optimal. Ansonsten wird die Fruchtbarkeit vermindert und die Tendenz zur Prostataentzündung, -vergrößerung und evtl. krebsigen Entartung gesteigert.
- Seelisches »Sauerwerden« mit Reizbarkeit, Nervosität, Depressionen. (Seelische Fehleinstellungen, negative Autosuggestionen, Kränkungen usw. führen leicht zu Verkrampfungen und Mangeldurchblutung bestimmter Organe, die dann weniger Sauerstoff erhalten und wie das Herz übersäuert werden. Als Folge kommt es dann zum seelischen »Sauerwerden«.)

Was sind sauer und basisch wirkende Nahrungsmittel?

Seit den Forschungen von Ragnar Berg zu Anfang des letzten Jahrhunderts unterscheidet man sauer und basisch wirkende Nahrungsmittel. Die Einteilung wurde nach dem Gehalt an Mineralstoffen vorgenommen. Als säureüberschüssig gelten Nahrungsmittel mit vorwiegend nichtmetallischen Mineralstoffen wie Phosphor, Chlor, Schwefel, Kieselerde; und als basenüberschüssig solche mit vorwiegend metallischen Mineralstoffen wie Natrium, Kalium, Kalzium, Magnesium, Eisen. Es wirken aber nicht etwa diese Mineralstoffe an sich sauer oder basisch, sondern bestimmte Verbindungen, die sie im Körperstoffwechsel eingehen. Säuren spalten in wässriger Lösung Wasserstoff-Ionen ab, Basen Hydroxid-Ionen.

Es gibt zahlreiche Listen über säure- und basenspendende Nahrungsmittel, nach denen sich sehr viele Personen buchstabengetreu ernähren. Sie machen dies aber meist fehlerhaft, da sie nicht wissen, dass die Auswirkung der Nahrungsmittel nicht allein von der chemischen Struktur abhängt, sondern auch vom Menschen selbst: von seiner Essweise, Essmenge, Verdauungskraft und körperlichen Bewegung. Dabei machen sie folgenden Hauptfehler:

Umkehrwirkung der Basenspender

Jedes basenspendende Lebensmittel, besonders alle leicht verderbliche gärungsfreudige Kost wie Obst, Kompott, Fruchtsäfte, verändert seine Wirkung auf den Organismus, sobald es schlecht gekaut und in zu großer Menge verzehrt wird. Das Zuviel wird im Darm vergoren und führt zur oft massiven Bildung von Säure (und außerdem giftigen Fuselalkoholen). Während sich eine reife Birne meist noch als wertvoller Basenspender auswirkt, werden mehrere Birnen, auf einmal gegessen, im Darm der meisten Konsumenten zu starken Säurespendern umgewandelt. Auf den Listen steht aber nur »Birnen = basisch«. Die Nahrungsmenge, die richtig verstoffwechselt wird, ist von Person zu Person enorm verschieden!

Je schwächer die Verdauungskraft, desto geringer ist die noch richtig verarbeitete Nahrung! Und desto eher kommt es zur Umkehrwirkung eines Basenspenders zum Säurelieferanten.

Wer einmal diese Zusammenhänge verstanden hat, der erkennt auch den verhängnisvollen Irrtum vieler Ernährungslehrer, hochwertige gärungsfreudige Lebensmittel in unbeschränkten (!) Mengen zu empfehlen, ja sogar zu suggerieren, man könne gar nicht genug davon verzehren. Doch je hochwertiger ein Lebensmittel ist, desto ungünstiger ist eine zu große Menge davon! Da auf diese Weise viele vermeintliche Basenesser sehr oft übersäuert werden, braucht man sich nicht zu wundern, dass so viele strenge Roh- und Vollwertköstler nicht als Vorbilder, sondern sehr oft missgelaunt, frostig, dünn und ausgemergelt, blass oder mit blau-roten Wangen und Nasen wie Alkoholiker in Erscheinung treten. So fragte eine Patientin ihren Arzt: »Stimmt es, dass Vegetarier viel älter werden?« Antwort: »Nein, sie sehen nur viel früher viel älter aus.«

Weitere Irrtümer

Bei der Mehrzahl der üblichen Säure-Basen-Listen werden die sauren Früchte, insbesondere die Zitrusfrüchte, Zitrone, Grapefruit, Orange, als Basenspender angeführt. Es heißt, dass Zitrus- und alle Fruchtsäuren, auch Essigsäuren, auf Grund ihres Mineralgehaltes basisch wären. Sie würden ja in den Zellen zu Kohlendioxid und Wasser verbrannt werden, sodass keine Säuren, sondern nur basenbildende Minerale zurückbleiben. Diese Auffassung mag für den basenreichen Vollgesunden stimmen, nur trifft man diesen heute kaum mehr an. Bei allen anderen aber wirken diese Säuren, und damit alle sauren Früchte, deren sauren Geschmack wir schon im Mund verspüren, vor allem in größerer Menge, mehr als Basenräuber denn als Basenspender. Denn ehe diese Säuren über den Blutkreislauf in die Zellen zur Verbrennung gelangen, entziehen sie schon zuvor zumindest zum Teil den ohnehin meist basenverarmten Verdauungssäften Mineralstoffe wie Kalzium und Magnesium und vergrößern das Basendefizit (Säure verjagt Mineralien!). Wie schnell das geht, kann man schon nach Genuss gut gekauter saurer Früchte merken, wenn sich danach die Zähne wie »stumpf« anfühlen. Das ist eine Folge des sofort eintretenden Mineralentzuges! Auch Sauermilch und ihre Produkte, wenn in größerer Menge und ständig konsumiert, dürften sich bei den meisten mehr als Säure- denn als Basenspender auswirken.

Der Milchsäureapostel Dr. Kuhl erlag mit 64 Jahren dem Schlaganfall, einer typischen Folge der Übersäuerung, und der Apfelessigapostel Jarvis, der Autor des bekannten Buches *5 x 20 Jahre leben* konnte seine Verheißungen nicht erfüllen und wurde nicht älter als Kuhl! Ein Schweizer, der nach Florida übersiedelte, verzehrte auf Grund der angeblichen Basenwirkung reichlich Grapefruits. Als Folge begannen seine Zähne zu zerfallen und Rheuma trat auf. Erst als er keine Zitrusfrüchte mehr konsumierte, verschwanden die Schmerzen, die Zähne waren jedoch nicht mehr zu retten. Glaesel führt dazu aus: »Die biochemischen Vorgänge im menschlichen Organismus lassen die Verbrennungen der Obstsäuren nur noch teilweise oder gar nicht mehr zu, wenn zu viel Obst gegessen wird.«

Je gesünder der Darm, desto eher wird er kleine Mengen von Obst-, Milch- und Apfelessigsäuren basisch verstoffwechseln. Je schwächer und blähungsfreudiger der Verdauungstrakt ist, desto schlechter wird er solche organische Säuren verarbeiten. Bei ihrem regelmäßigen Konsum ist mit Ansteigen des Basendefizites zu rechnen.

Auch Alkoholika, würde man sie wie Zitrusfrüchte, allein nach ihrem Mineralgehalt beurteilen, wären als basenüberschüssig zu bewerten. In Wirklichkeit wirken auch sie sich im Körper als Säurespender aus. Dass durch Zersetzung der gärungsfreudigen lebendigen Kost im Darm außer Säuren auch noch Fuselalkohole entstehen, wurde bereits angeführt. Aus der Tierwelt ist das Beispiel wilder Elefanten bekannt: Wenn sie die Früchte des afrikanischen Marulabaumes in großen Mengen verzehrt und danach Wasser getrunken haben, beginnen sie volltrunken zu randalieren und in der Umgebung alles kurz und klein zu schlagen.

Als man in Österreich für Autofahrer die Null-Promille-Alkohol-Grenze zur Diskussion stellte, machten Laborärzte auf die Möglichkeit der Erhöhung des Blutalkoholspiegels durch Rohkostvergärung im Darm aufmerksam, sodass auch ohne Alkoholkonsum der Alkoholblutspiegel über die Nullgrenze steigen kann.

wichtig

Es gibt aber nur bei basischen Lebensmitteln eine Umkehrwirkung zu Säurespendern. Säurebildende Nahrung wird auf jeden Fall sauer verstoffwechselt!

Wer die bisherigen Irrtumsquellen über Säure-Basen-Listen der Nahrungsmittel verstanden hat, wird auch die nachfolgende Säure-Basen-Tabelle nur als ungefähre Orientierungstafel auffassen, deren Gültigkeit von persönlichen Faktoren (wie Essweise und Darmzustand) abhängig ist.

Säure-Basen-Tabelle der Nahrungsmittel.

Wirkung	Beispiele
Säurewirkung durch	
Säurelieferanten: Sie führen Säuren zu oder lassen sie im Stoffwechsel entstehen wie Harnsäure.	Fleisch: Geflügel, Wild, Würste, Speck, Innereien, Rindsuppe (Bouillon), Fleischextrakt
	Fisch (am wenigsten Lachse), Weichtiere (Muscheln, Schnecken), Krustentiere (Krabben, Hummer)
	Käse, Quark
	Ei, Eierspeisen
	Hülsenfrüchte, insbesondere Linsen, Erbsen (Ausnahme: Sojabohnen sind basisch)
	Sonstige: Erdnüsse, Spargel, Rosenkohl, Artischocken, Senf, Essig
	Bohnenkaffee (Kaffeesäure!) Alkohol, besonders Likör, am wenigsten Bier, kohlensäurereiche Getränke, Sekt
Säureförderer durch Basenentzug (»Basenräuber«): Solche Nahrungsmittel gehen im Körper Verbindungen mit basisch wirkenden Substanzen ein und beseitigen ihre basische Wirkung.	Fabrikzucker, Süßigkeiten, Konfekt, Schokolade, Speiseeis usw.
	Getreide, Weißmehl und Weißmehlprodukte, Gebäck, Teigwaren, Nudeln, Makkaroni, Kuchen usw.; auch Vollwertgetreide, Vollkornbrot, Grau- und Schwarzbrot, Vollreis, Buchweizen, Roggen, Gerste, Weizen Am wenigsten säuernd: Hirse (= neutral), Dinkel, Mais, Haferflocken
	Fette und Öle (nur falls gehärtet, raffiniert), Konsummargarine, billige Salatöle

Wirkung	Beispiele
	Industriekost, alle durch industrielle Bearbeitung, Haltbarmachung, Sterilisierung veränderte oder mit chemischen Zusätzen versehene Nahrungsmittel, Konservenpräparate, Industrie- und Limonadengetränke
	saures Obst, saure Beerenfrüchte, Zitrusfrüchte, Früchtetee, Fruchtsäfte
Basenwirkung durch	
Basenspender: Sie führen Basen zu oder lassen im Stoffwechsel Basen entstehen bzw. puffern Säuren ab.	Kartoffeln, besonders Pellkartoffeln (nicht Pommes frites!)
	Milch, Vorzugsmilch, Rahm, Sahne
	Blattgemüse, Salate, Mangold, Spinat, Endivien, Zichorie, Sellerie
	Wurzelgemüse, Karotten, Radieschen, schwarzer Rettich, Rüben, Petersilienwurzel (alles, was in der Erde wächst, ist besonders basisch)
	Gemüse und Gemüsefrüchte, Gurke, Kürbis, Melone, Blumenkohl, Kohlrabi, Kraut, Kichererbsen, Paprika, auch Sellerie, Zwiebel, Knoblauch, Kastanien, Sojabohnen, Gemüsesuppen, Oliven
	Obst (nur wenn voll ausgereift, nicht sauer schmeckend und nur in kleinen Mengen verzehrt), Apfel, Birne, Pfirsich, Beerenobst, Dörrobst (getrocknete Feigen, Rosinen, Korinthen), Banane
	Gewürz- und Wildkräuter (einheimisch), Dill, Sellerie, Kresse, Schnittlauch, Majoran, Thymian, Rosmarin, Salbei, Oregano, Löwenzahn, Brennnessel u. a.
	Sonstiges: Melasse, Blut, Pilze, Kokosnüsse, Haselnüsse, Mandeln (Mandelmilch), Eidotter, Lecithin
	Mineralwässer, basisch (Kohlensäure aussprudeln); milde, nicht sauer schmeckende Heilpflanzentees, schwarzer Tee in kleiner Menge
Nahrungsmittel im Säure-Basen-Gleichgewicht	
	Wasser, naturbelassene, kalt geschlagene Fette und Öle, gute Butter, Hirse, Sauerkraut

Sinnvolle Kombinationen

Kombinieren Sie säurespendende Kost tunlichst mit Basenspendern! Meiden Sie die Kombination mehrerer säurespendender Nahrungsmittel miteinander! Essen sie also zu Fleisch oder Fisch Kartoffeln, Gemüse, Salat usw., aber nicht Teigwaren wie Nudeln, Spätzle und auch nicht Reis!

Ganz verkehrt sind die heute übliche Gasthauskost und die neue französische Küche (Nouvelle cuisine). Dabei wird fälschlicherweise alltäglich Fleisch oder Fisch serviert, noch dazu in zu großen Mengen, oft mit weiteren Säurespendern kombiniert und mit Gemüseportionen, die im Verhältnis viel zu klein sind. Wenn der Salat (basisch) auch noch mit Weinessig (sauer), billigem Salatöl (sauer) und Zucker (sauer) angemacht wird, verstärkt er außerdem die übersäuernde Wirkung der Mahlzeit.

Konsequenzen und Ergänzungen

Unsere Kost soll reicher an Basenbildnern als an Säurebildnern sein. Säurebildner sind durch eine größere Menge an Basenbildnern auszugleichen.

Raffinierte Kohlenhydrate. Zucker, Weißmehlprodukte und andere raffinierte Koh-

Gute Kombinationen.

sauer plus	basisch
Fleischgerichte Fisch Wurstwaren Eierspeisen Käse Quark	Gemüsesuppe (Basensuppe) Salate Kartoffeln Gemüse Gemüsesauce mit Rahm Gewürzsauce Frischkräuter
Getreidegerichte wie: Buchweizenauflauf Dinkelfrikadelle Haferschnitzel Maisauflauf Reisspeisen saures Obst	Gemüsebrühe Basensauce mit Rahm Basensuppe Wurzelgemüse Frischkräuter Salate Gemüsefrüchte Sojasauce Apfelcreme mit Schlagrahm

Schlechte Kombinationen.

sauer plus	sauer
Fleischgerichte Fisch Wurstwaren Eierspeisen Käse Quark	Rinderbrühe (Bouillon, Consommé) Teigwaren, auch Vollwertteigwaren, Spätzle usw. Reis, auch Vollwertreis Gebäck, Kuchen u. a. Süßspeisen Sauermilch in größerer Menge saures Obst
Weißmehlprodukte wie Semmelknödel, Nudeln, Spaghetti usw. Reis Weißbrot, Semmeln Süßspeisen Fertigpudding (Vollwert)-Kuchen Torten	Rinderbrühe Fleisch- und Wurstwaren Eier Käse, Quark Bohnenkaffee Colagetränke, Limonaden Fruchtsäfte Wein, Schnaps

Kostzusammenstellung.*

falsch		richtig	
Frühstück			
Weißgebäck	sauer	Knäckebrot oder selbstgebackenes Brot	sauer
Konsummargarine	stark sauer		
Käse oder Wurst	stark sauer	Butter	neutral
Konservenaufstrich	stark sauer	1 Birne oder 1 Apfel	basisch
hartes Ei	sauer	Milch (mit Malzkaffee)	basisch
Marmelade	stark sauer	Haferflocken- oder Frischkornmüsli mit Apfel, Trockenfrüchten und Milch	neutral bis leicht basisch
Bohnenkaffee mit Zucker	stark sauer		
		Kräutertee	basisch
		mit etwas Honig	sauer
		etwas (!) Orangensaft	sauer

falsch		richtig	
Mittagessen			
Rindsuppe (Fleischbouillon)	stark sauer	Gemüsesuppe	basisch
mit Nudeln	sauer	Rindfleisch	stark sauer
Rindfleisch	stark sauer	Pellkartoffeln	stark basisch
mit Reis	sauer	Kräuter-Basensauce	basisch
Salat und Konsumessig mit billigem Öl	sauer	Salat mit	basisch
		Apfelessig und	sauer
Torte oder Pudding	stark sauer	kalt geschlagenem Öl	basisch
mit Fruchtsirup	stark sauer	Kastaniendessert	basisch
		mit Schlagsahne	basisch

* In dem Buch *Milde Ableitungsdiät* finden Sie weitere Anregungen über Basenkombinationen, leicht bekömmliche Vollwertgetreidespeisen usw.

lenhydrate werden zu Recht als biologisch »leere Kalorienträger« bezeichnet. Sie sind ebenso Säurespender wie Vollwertgetreide. Sie werden aber sehr rasch, sozusagen schubweise, in das Blut aufgenommen und belasten dadurch den Säure-Basen-Haushalt mehr als das nur langsam resorbierte Vollwertgetreide.

Vollwertgetreide. Dieses ist durch seinen hohen Gehalt an Vitalstoffen biologisch viel wertvoller, soll aber durch richtige Zubereitung möglichst leicht aufschließbar gemacht werden (beispielsweise mahlen in Feinsteinstellung, einweichen oder keimen lassen) und nicht mit anderen Getreidesorten im gleichen Gericht gemischt werden, da es sonst zu schwer verdaulich wird und zu stark säuern würde. Säurespendende Vollwertprodukte sollen stets mit einem Basenbildner (Gemüse, Salat, Frischkräuter, Rahm, Banane, Trockenfrüchte, etwas Obst) kombiniert werden.

Mais, Dinkel, Haferflocken, Hirse, Amarant, Quinoa in richtiger Zubereitung sind besonders wertvolle, relativ leicht verdauliche, relativ sehr wenig säuernde Getreidearten.

Vollwertbrote wie Knäcke, Graham, selbstgebackene Brote aus feinst gemahlenem Vollwertmehl sind meist viel bekömmlicher als schwere Vollkornbrote.

Öle und Fette. Naturbelassene, kalt gepresste Öle mit hoch ungesättigten Fettsäuren sind für alle Kaltanwendungen, Salate, Aufstriche und zum Nachfetten beim Servieren gekochter Speisen als wertvolle Energiespender regelmäßig und nicht sparsam zu verwenden. Sie machen nicht dick und werden meist sehr gut vertragen.

Butter gehört zu den wertvollsten Fetten, sie ist leicht verdaulich und stellt eine gute Ergänzung zu den kalt gepressten Ölen dar. Der Cholesteringehalt der Butter ist zu vernachlässigen, da man ohnehin keine großen Buttermengen verzehren kann. Die Anti-Butter-Strategie ist verkehrt, Butter enthält auch Stoffe, die u. a. der Produktion von Sexualhormonen dienen.

Gemüse und Suppen. Rohgemüse, insbesondere Wurzelgemüse (Karotten, rote Rüben, Petersilie usw.) sind wertvolle, leicht verdauliche und starke Basenspender. Sie gehen schwerer in Gärung über als Früchte und werden mengenmäßig besser vertragen.

Die üblichen Rinderbrühen (Bouillon, Consommé) sind Harnsäurespender. Wenn sie Weißmehlprodukte beinhalten wie Nudeln oder Nockerl usw., verstärkt sich die Säurewirkung. Basische Suppenkräuter (Petersilie) und Gemüseeinlagen (wie Karotten) wirken abschwächend. Am besten sind Basensuppen.

Abhilfe gegen Übersäuerung

Der bekannte Säure-Basen-Forscher Dr. med. B. Kern schrieb: »Auf Entsäuerung berichten die Kranken oft beglückende Besserung: kein Schwindel mehr, Benommenheit und Kopfdruck sind behoben, das Gedächtnis arbeitet wieder frischer, die Stimmungslage wird fröhlicher, der Bewegungstyp ist wieder agiler, ›jugendlicher‹, geistige Regsamkeit und ›Aussehen‹ sind verbessert, ›an Leib und Seele prima‹, die zuvor Kranken fühlen sich bisweilen ›verjüngt‹ ...«

Die Übersäuerung wird erfolgreich bekämpft durch:

- Jede Intensivdiät wie Fasten- oder Milchdiät nach Mayr. Sie wirkt grundlegend entlastend – entschlackend – entsäuernd.
- Vermeidung der Kardinalfehler der Ernährungsweise mit Pflege der Esskultur und Pflege des halbvollen Bauches! Damit wird auch die säuernde Darmgärung weitgehend ausgeschaltet. Jedes Zuviel übersäuert!
- Umstellung der Ernährungsweise mit Bevorzugung der basenbildenden und Einschränkung der säurebildenden Kost. Sinnvolle Speisenkombination von säure- und basenbildenden Nahrungsmitteln.
- Reichliches Trinken an bekömmlichen Flüssigkeiten, besonders an bitteren (basischen) Heilpflanzentees und basischen Mineralwässern.
- Mehr Bewegung an frischer Luft, das heißt mehr Kohlensäure-Ausatmung

über die Lungen (entscheidender Faktor der Säure-Basen-Regulation!).
- Entsäuerung über die Haut (Trockenbürsten, Wechselduschen, Baden, Schwimmen, sonstige Wasseranwendungen, Sauna, Schwitzen).
- Bewusste positive Lebenseinstellung, gezielte positive Autosuggestion (»saure« Gedanken machen den Stoffwechsel sauer!).
- Gezielte und kontrollierte Basentherapie.

Die gezielte und kontrollierte Basentherapie

Die Voraussetzung dieser Basentherapie ist die konsequente Durchführung der zuvor angeführten sieben Abhilfemaßnahmen gegen Übersäuerung. Erst wenn diese nicht ausreichen, ist die ärztlich kontrollierte Basentherapie zusätzlich zu empfehlen. Dabei ist als Erstes die Frage zu klären:

Bestehen messbare Hinweise für Übersäuerung?

Man kann sich in der Apotheke ein Universal-Indikatorpapier besorgen, von dem man einen Streifen 2–3 Sekunden lang in die zu prüfenden Körperflüssigkeiten eintaucht (Speichel, Urin, Schweiß, Tränenflüssigkeit, Sekrete usw.). Das Ergebnis ist sofort an der Farbskala abzulesen. Auf diese Weise kann man auch den Säuregrad von Getränken überprüfen (Mineralwasser, Kräutertee, Alkoholika usw.).

Speichel. Der Speichel (nicht unmittelbar nach dem Essen gemessen) soll leicht basisch sein (also über pH 7). Nur im basischen Speichel wird das Speichelferment Ptyalin wirksam und nur der basische Speichel kann Zähne und Zahnfleisch gegen Säureschäden schützen (Zahnverfall, Karies, Parodontose). Die Mehrzahl aller Wohlstandsbürger weist heute zahlreiche Zahnreparaturen auf und gleichzeitig meist einen sauren Speichel! Der saure Speichel stellt neben den säurebildenden Süßigkeiten eine Mitursache des allgemein verbreiteten Zahnverfalles dar: 89 von 100 Schulanfängern haben kariöse Zähne!

Während der basische Speichel wichtig für eine gesunde Verdauung und Gesunderhaltung von Zähnen und Zahnfleisch ist, weist der saure Speichel auf eine Säurebelastung hin.

Schweiß. Der Schweiß (besonders leicht in der Sauna zu kontrollieren) widerspiegelt die Gewebesituation. Gewebe im Säure-Basen-Gleichgewicht haben den gleichen biologischen Neutralwert wie das Blut, nämlich pH 7,4. Zeigt der Schweiß auch bei wiederholter Kontrolle immer nur saure Werte an, dann weist dies auf eine Säurebelastung von Gewebeflüssigkeiten hin.

Tränenflüssigkeit. Die Tränenflüssigkeit soll ebenfalls den biologischen Neutralwert des Blutes aufweisen. Saure Tränenflüssigkeit ist eine Hauptursache für Bindehautreizung (Konjunktivitis) und Rötung der Augen. Sie spricht für Säurebelastung.

Samenflüssigkeit. Die Samenflüssigkeit soll den pH-Wert von 7,5–8 aufweisen, ebenso die Muttermilch. Nur das Scheidensekret muss eine deutlich saure Reaktion zeigen (unter 4,5!). Menstrualblut muss basisch sein.

Urin. Der Urin soll immer Tagesrhythmen mit wechselhaften Säurekonzentrationen aufweisen. Mit einer speziellen Untersuchungsmethode wies der große Säure-Basen-Forscher Friedrich Sander auch nach, dass der Urin nach Verzehr einer vorwiegend säurebildenden Kost ein Überwiegen der ausgeschiedenen Säuren im Verhältnis zu den ausgeschiedenen Basen aufweist, während eine vorwiegend basenbildende Kost das Verhältnis zugunsten der Basen verschiebt. Zeigt der Harn jedoch ständig starkes Überwiegen der sauren Werte und keine wechselnden Tagesrhythmen, so spricht dies für eine »Säurestarre der Gewebe« oder »latente Acidose nach Sander«. K. O. Glaesel hat das Untersuchungsverfahren von Sander modifiziert, kommt aber auch mit seinem Verfahren zu den gleichen Resultaten.

Für die komplizierte Beurteilung der Säure-Basen-Situation der Gewebe aus dem Urin ist das Indikatorpapier nicht geeignet, aber es reicht durchaus aus, um die notwendigen Hinweise für eine gezielte Basentherapie bei Übersäuerung zu liefern. Dabei kommt es darauf an, eine bestimmte Zeit hindurch so viel an basischen Substanzen (Basenpulver oder Ähnliches) zuzuführen, dass die übersäuerten Gewebe nach und nach ihre Säureüberschüsse abgeben können. Dabei kommen nur Substanzen zur Anwendung, die sich normalerweise im Körper befinden, also solche, die für den Organismus keine Fremdstoffe darstellen. Da besonders über Nacht die Entleerung saurer Gewebeflüssigkeiten über die Nieren erfolgt, kommt neben einer allmorgentlichen Basenzufuhr der nochmaligen Zufuhr am Abend die größte Bedeutung zu. Wenn dann der Morgenurin dennoch einen mäßig sauren Wert aufweisen darf, so sollte der Harn aber tagsüber, etwa zwei Stunden nach einer Mahlzeit, einen leicht basischen Wert erreichen.

Solche Messwerte des Urins zeigen auf, wie sehr der für die Gesundheit des Menschen so wesentliche Säure-Basen-Haushalt ernährungsabhängig ist.

Basentherapie

Ich beginne jede Behandlung immer mit der individuell verordneten Mayr-Therapie, bei der morgens in die Bittersalzlösung ein Teelöffel Basenpulver zu geben ist (siehe S. 80). Außerdem wird je nach Fall bzw. Säurebelastung des Patienten zusätzlich ein- bis viermal täglich ein »Basenmineralwasser« empfohlen.

Dazu nimmt man einen halben bis einen gehäuften Teelöffel Basenpulver auf ein Viertelliter Wasser und rührt kräftig um. Man kann diese Lösung beliebig mit Wasser verdünnen, um sich nicht vom faden Geschmack belästigt zu fühlen.

In bestimmten Fällen, vor allem bei chronischen Leiden, kann Basenpulver auch nach der Kur weiterhin empfohlen werden, besonders dort, wo vielleicht schon seit Jahrzehnten Übersäuerungszustände bestehen oder wo Säureablagerungen wie Harnsäurekristalle sich in bestimmten Gewebebezirken förmlich eingemauert haben. Diese können durch eine einzige Entschlackungskur von wenigen Wochen meist nicht restlos aufgelöst und ausgeschieden werden. Daher ist je nach Fall die Dauer der ärztlich zu empfehlenden weiteren Einnahme des Basenmineralwassers sehr verschieden. Sie kann auch den Zeitraum bis zur nächsten Entschlackungskur betragen. Da ein stärker säurebelasteter Organismus oft ganz verschiedene Mineraldefizite aufweist, kann dann ein anderes basisches Mittel zusätzlich zum »Basenmineralwasser« als Ergänzung empfohlen werden.

Auf Dauer dieser Basenzufuhr können durch Entsäuerungsvorgänge vorübergehend Reaktionen von säurebelasteten Geweben wahrgenommen werden. Häufig sind ziehende bis leicht brennende Beschwerden in den Extremitäten, in Gelenken oder Weichteilen, auch starker Zungenbelag, vorübergehend wechselhaftes Befinden von Benommenheit und besonderer Frische, wobei aber meist das Gefühl von vermehrter Lebensenergie, verbesserter Stimmungslage und Leistungsfähigkeit berichtet wird. Die meist schon während der Mayr-Kur reiner gewordene Haut kann weitere Reinigung und Straffung erfahren, Zähne und Zahnfleisch, Haare, Nägel, Bandscheiben, Gelenke zeigen meist günstige Veränderungen. Neue Karies ist kaum mehr zu befürchten. In allen Zweifelsfällen ist der Arzt zu befragen, der durch geeignete Unterstützungsmaßnahmen wie Heilkräuterkuren, homöopathische Kanalisationsmittel oder andere Therapien die Entsäuerungsvorgänge unterstützen kann.

Bei verschiedenen chronischen Beschwerdebildern und entzündlichen Prozessen lassen sich die Säureablagerungen oft leichter über die Haut als über die Nieren allein ausscheiden. Daher sind dann Teilbäder wie Fuß- oder Armbäder oder auch Vollbäder zu empfehlen, am besten in Form der Auslaugebäder (siehe S. 98), z. B. bei Nervenentzündungen, Ischias, Gelenkrheuma, Versteifungen, Wirbelsäulen-Bandscheibenleiden, Sudeck-Dystrophie usw.

Bei Erkältungen und Entzündungen der Nasenwege und Nebenhöhlen, Schnupfen, Schleimausscheidungen sind die Sekrete immer deutlich sauer! Dagegen kann man zwei Teelöffel Basenpulver und ein Teelöffel Salz in ein Glas heißes Wasser geben und in die Nasenlöcher aufschnupfen. Durch Neigung des Kopfes nach vorne unten gelangt die heilsame basische Flüssigkeit auch in die Stirnhöhlen, worauf energisch und befreiend auszuschneuzen ist. Bei chronischen Nebenhöhlenprozessen empfiehlt sich dazu die Jala-Nasenspülkanne (Sanitätsgeschäft).

In allen Fällen, in denen eine chronische Säurebelastung (und damit gleichzeitig ein Basenmangel) in den Geweben besteht, ist die gezielte und kontrollierte Einnahme basischer Substanzen nicht als Einnahme eines Medikamentes aufzufassen, sondern als vom Organismus benötigte Nährstoffergänzung. Als Folge richtiger Entsäuerung erfährt nicht nur der übersäuerte Körper eine wohltuende Harmonisierung. Auch die seelische Grundstimmung lässt eine Entsäuerung erkennen. Wer richtig entsäuert, ist psychisch und physisch nicht sauer!

Der regelmäßige Konsum von Gemüsebrühen, Basensaucen und Basensuppen unterstützt die Basenversorgung. (Die folgenden drei Rezepte stammen vom Diplom-Diät-Küchenmeister Peter Mayr.)

Gemüsebrühe

Zutaten

- 100 g Sellerieknolle
- 100 g Petersilienwurzel
- 100 g Fenchelknolle
- 50 g Kartoffeln
- 30 g Lauch
- Vollsalz/Vitam Hefewürze
- 2 Lorbeerblätter
- 4 Wacholderbeeren und Pfefferkörner
- 2 l Wasser

Zubereitung

- Sehr klein geschnittenes Gemüse in einem Topf mit kaltem Wasser zustellen.
- Mit den Gewürzen etwa 20–30 Minuten lang köcheln lassen.
- Durch ein Haarsieb gießen und die Brühe mit wenig Salz und ca. ½ TL Vitam Hefewürze abschmecken.
- Eine einwandfreie Gemüsemischung kann auch verpackt eingefroren werden. Dann in einem Topf mit kaltem Wasser zustellen und wie zuvor zubereiten.

Basensauce

Zutaten

- 100 g Kartoffeln, geschält
- ca. 300 g Gemüsebrühe
- 2–3 EL Rahm
- Vollsalz
- Muskatnuss
- 1 EL frische Gartenkräuter

Zubereitung

- Kleingeschnittene Kartoffeln mit Gemüsebrühe weichkochen.
- Im Mixglas pürieren und mit Rahm, Salz, frisch geriebener Muskatnuss und fein gewiegten Gartenkräutern abschmecken.
- Wenn die Sauce zu dick ist, noch etwas Brühe dazugeben.

Basensuppe

Zutaten
- 150 g Kartoffeln, geschält
- 100 g Sellerieknolle, geschält
- 30 g Lauch
- 20 g Butter
- ¾ l Gemüsebrühe (oder Wasser mit Vitam Hefewürze)
- 1 EL Gartenkräuter
- Vollsalz
- Muskatnuss
- 2 EL Rahm oder Sauerrahm

Zubereitung
Kleingeschnittene Kartoffeln, Lauch und Sellerie in einem Topf mit Butter anschwitzen, mit Gemüsebrühe auffüllen, salzen und weichkochen.

Im Mixglas zu einer nicht zu dicken Suppe mixen und mit Rahm, fein gewiegten Kräutern und frisch geriebener Muskatnuss gut abschmecken.

Basenpulver

Speziell hergestellte Basenpulver helfen Ihnen, Ihre Säurebelastung zu reduzieren und einen eventuellen Basenmangel auszugleichen. Beide Basenpulver sind seit Jahrzehnten bewährt.

Basenpulver nach Sander.
- Natrium monohydrogen phos. 10,0
- Kalium hydrogen carb. 10,0
- Calcium carbon. 100,0
- Natrium hydrogen carb. ad 200,0

Dosierung: Ein- bis zweimal täglich 1 Teelöffel auf ¼–½ Liter Wasser, morgens nüchtern und/oder abends vor dem Schlafengehen. Diese Mischung wird oft während der Mayr-Kur bevorzugt.

Basenpulver nach Rauch.
- Natrium hydrogen carb. 85,0
- Calcium carbon. 70,0
- Magnesium citric. 10,0
- Kalium citric. 15,0
- Natr. monohydrogen phosphor. 10,0
- Kalium hydrogen carbon. 10,0

Dosierung: Ein- bis zweimal täglich 1 Teelöffel auf ¼–½ Liter Wasser, morgens nüchtern und/oder abends vor dem Schlafengehen.

Für längere Einnahme ist die von mir zusammengestellte Mischung vorzuziehen, da sie Magnesium beinhaltet und der säurebelastete Mensch meist ein Magnesiumdefizit aufweist. Da Basenpulver die Magensäure neutralisieren können, sollen sie nicht zur Mahlzeit oder knapp vor- oder nachher eingenommen werden.

Gesundheitspflege durch Trinken

»Man versäume nie das Trinken. Das beste Getränk ist Wasser. Es ist ein Mittel zur Verlängerung des Lebens.« Chr. W. Hufeland (1762–1836)

Heute sind viele Leute stolz darauf, dass sie sich außer Bohnenkaffee und eventuell alkoholischen Getränken keine Flüssigkeit zuführen. Sie meinen, durch Trinken den Körper ohnehin nur zu belasten. Das Gegenteil ist der Fall. Der menschliche Organismus besteht zu zwei Dritteln aus Wasser und scheidet täglich rund zwei bis drei Liter Flüssigkeit aus. Dafür wird Ersatz benötigt, der außer der Flüssigkeit aus der Nahrung am besten aus »besonders bekömmlichen Flüssigkeiten« zu decken ist. Besonders bekömmliche Flüssigkeiten sind:

- gutes Trinkwasser
- dünn gebrühte Heilpflanzentees
- stille Mineralwässer (ohne Kohlensäure)

Keineswegs so bekömmlich sind die Säurespender Bohnenkaffee, Industriegetränke und Alkoholika. Schwarztee ist in kleinen Mengen (ein bis zwei Tassen) günstiger, noch besser ist der grüne Tee. Im Gegensatz zu häufigen Behauptungen sind auch die üblichen unverdünnten Fruchtsäfte nicht zu empfehlen.

Warum keine Fruchtsäfte?

Fruchtsäfte sind Säurespender und gärungsfreudig. Durch ihren Mangel an Substanz (Fruchtfleisch) werden Weitertransport und Weiterverdünnung im Magen-Darm-Trakt nicht angeregt. Deshalb bleiben sie dort länger liegen und rufen durch ihren Fruchtzuckergehalt Gärungsprozesse hervor. Auch Fruchtsäfte beinhalten Stoffe, die im Magen vor dem Eintritt in das Blut erst verdaut werden müssen. Ein Glas käuflicher Orangensaft enthält den Saft von fünf bis zehn Orangen. Wir brauchen dafür Verdauungssaft für fünf bis zehn Orangen, also einen Konzentrationsverdauungssaft, den wir aber nicht haben. Das säuernde Konzentrat Obstsaft muss daher länger im Magen verbleiben, was die Magenschleimhaut schließlich reizen und entzünden kann. Wer Fruchtsäfte trinken will, müsste sie sich stark verdünnen und möglichst viel Fruchtfleisch verwenden. Wäre es da nicht besser, gleich die ganze Frucht zu verzehren?!

Ungünstig ist auch der weitverbreitete Genuss von eiskalten Getränken. Sie müssen erst im Magen aufgewärmt werden und länger verweilen, bis sie verdaut werden können. Daher sind sie ebenso wie Bohnenkaffee und alkoholische Getränke Mitverursacher der weltweiten Verbreitung von Magenentzündungen und Verdauungsstörungen. So ist es kein Wunder, dass es in den Zeitungen nur so wimmelt von Werbung für Medikamente gegen Gastritis, Sodbrennen, Völlegefühl und Blähungen.

Warum ist Viel-Trinken so wichtig?

Im Alltag sollte man tunlichst je nach Körpergewicht eineinhalb bis zwei Liter besonders bekömmliche Flüssigkeit zuführen, um den täglichen Flüssigkeitsverlust durch Urin, Stuhl, Hautausdünstungen, Schweiß, Ausatmungsflüssigkeit zu ersetzen und um die Ausscheidung von Stoffwechselabbauprodukten und von Umweltgiften zu unterstützen.

wichtig

Zu geringe Flüssigkeitszufuhr führt zu mangelhafter Ausschwemmung von Stoffwechsel- und Umweltgiften.

Personen mit Stuhlverstopfung trinken meist viel zu wenig an bekömmlichen Flüssigkeiten. Bei den meisten genügt vermehrte Flüssigkeitszufuhr (besonders morgens nüchtern ein viertel bis einem halben Liter Wasser oder Kräutertee), um die Darmausscheidung hilfreich zu unterstützen. Auch Rheuma-, Gicht- und Nierensteinkranke benötigen zur Stoffwechselentlastung mehr Flüssigkeit, ebenso »Unterdruckler«, Personen, die leicht schwindlig werden, oft müde sind und viel frieren. Sie sollten anstelle ihres meist viel zu hohen Bohnenkaffeekonsums mehr an bekömmlichen Flüssigkeiten trinken (beispielsweise heißen Rosmarintee).

Zu geringe Flüssigkeitszufuhr fördert das Austrocknen von Schleimhäuten in Mund, Nase, Nebenhöhlen, Bronchien, Darm und Genitalien. Auch die Haut kann trocken werden, Falten bilden und sich vorzeitig zur Altershaut entwickeln. Wer schon lange wie ein Kamel gelebt hat, das heißt flüssigkeitsarm, sollte nicht zu schnell seine Flüssigkeitszufuhr steigern, da sich seine Organe nur langsam vom Sparverbrauch auf Normalverbrauch umstellen können. Ausreichendes Trinken belastet weder Herz noch Kreislauf. Im Gegenteil: Das Herz arbeitet leichter und das Blut fließt besser, wenn es verdünnt ist. Bei schweren Herz- und Nierenleiden gelten verständlicherweise nur die vom Arzt verordneten Flüssigkeitsmengen.

Warum wird Heilpflanzentee immer wichtiger?

Besonders dort, wo das Trinkwasser nicht mehr tadellos ist, stellen Tees aus mild wirkenden Heilpflanzen (Mite-Phytotherapeutika) eine wichtige Alternative für reichliche Flüssigkeitszufuhr dar. Darüber hinaus unterstützt ein großer Teil der allgemein bekömmlichen milden Heilpflanzentees die Entsäuerung durch ihren Basengehalt sowie durch Anregung der ausscheidenden Organe. Viele Heilpflanzen beinhalten außerdem Vitamine, Mineralsalze, Spurenelemente, Fermente, Duft- und Aromastoffe und ergänzen die Vitalstoffzufuhr der täglichen Nahrung.

Praktische Hinweise

Teewechsel. Ein ungemischter Heilpflanzentee soll nicht länger als fünf bis sechs Wochen, eine Teemischung zwei bis drei Monate lang getrunken werden. Danach ist zu wechseln. Bei kurmäßiger Anwendung als Therapie soll der Tee meist doppelt so lange eingenommen werden als bis zum Schwinden der Beschwerden nötig war. Heilpflanzenteekuren wirken im Anschluss an eine Darmreinigung besonders günstig.

Zubereitung. Wer täglich größere Mengen (ein bis zwei Liter) an Pflanzentee zur Gesundheitspflege trinken will, soll darauf achten, nur geringe Pflanzenmengen zu verwenden (eine Prise für eine Tasse). Dabei sind die Pflanzen meist nur zu überbrühen und nur »blonde« Tees herzustellen, also solche, die man kürzer als in den üblichen Gebrauchsanweisungen ziehen lässt, etwa ein bis maximal zwei Minuten lang. Dadurch gehen einesteils die wertvollen Duft- und Aromastoffe nicht verloren, andererseits ist keine zu intensive Organwirkung zu erwarten.

Heilpflanzentees. Empfohlene basische Heilpflanzentees, die während und nach Mayr-Kuren besonders in Betracht kommen, sind vor allem:

- Fenchel (desinfiziert den Darm, entblähend, entkrampfend)
- Rosmarin (anregend, durchblutungsfördernd, bei Unterdruck)
- Lindenblüte (reguliert den Wasserhaushalt, ausscheidungsfördernd)
- Honigklee (lymphanregend, beruhigend)
- Zitronenmelisse (beruhigend, kräftigt Herz und Nerven)
- Käsepappel oder Rossmalve (entzündungshemmend, schleimhautschützend)
- Brennnessel (blutreinigend, entwässernd)
- Salbei (schleimhautreinigend, entzündungshemmend)
- Gänsefingerkraut (krampflösend, entspannend, regt die Nieren an)
- Schafgarbe (darm- und leberwirksam, Frauenmittel)
- Zinnkraut (regt die Nieren an, stärkt die Blase)
- Weißdorn (fördert Herz und Kreislauf)

Auch milde Hausteemischungen sind zu empfehlen, die Erdbeer-, Himbeer-, Brombeerblätter enthalten oder Apfel- und Birnenschalen (ungespritzt!), oder Heidekraut, Anis, Kümmel, Pfefferminze, Weinraute, Birkenblätter, Augentrost, Odermennig, Liebstöckel, Waldmeister usw.

Nicht empfohlen als Alltagstees sind

- Kamille: Sie soll für den Akutfall wie Infekte, Krampfzustände, Schleimhautentzündungen als Heiltee aufgespart werden. Sie wirkt beruhigend, entkrampfend, bei Dauereinnahme aber erschlaffend.
- Nubienblüte (Hibiscus), bekannt auch als »Malve«: sie ergibt einen leuchtend roten, intensiv säuerlich schmeckenden Tee. Regelmäßig getrunken wirkt sie übersäuernd.
- Nicht so intensiv, aber bei längerem Gebrauch ebenfalls säurebelastend wirken: Hagebutte und säuerlich schmeckende Früchtetees.

Für Langzeitanwendungen nicht empfohlen

Pflanzentees aus fremdländischer bis exotischer Herkunft. Man sollte vorwiegend einheimische, bodenständige Mildheilpflanzen verwenden, auch als Heilmittel gegen Krankheiten, nach dem Wort des Paracelsus: »Jedes Land hat seine Krankheiten und seine Arzneien dagegen.«

Gesundheitspflege durch Atmen

Im Gesang ist die Heilkraft des Atems besonders wirksam.

Unser wichtigster Stoffwechselvorgang ist die Atmung. Ohne Essen können wir Wochen bis Monate leben, ohne Trinken etliche Tage, ohne Atmen nur wenige Minuten. Beim Einatmen erfüllt uns der Atem Zelle um Zelle, Gewebe um Gewebe mit neuem Leben. Eine Sauerstoffwelle durchflutet den ganzen Körper, beseelt unser Denken, Fühlen und alle Funktionen des Leibes. Beim Ausatmen entströmen uns Kohlensäure und verbrauchte bis schädliche gasförmige Substanzen. Dadurch werden Zellen, Blut und Gewebe von sauren Schlackenstoffen befreit. Richtiges Atmen ist ein Hauptfaktor zur Aufrechterhaltung des Säure-Basen-Gleichgewichtes! Die Atmung des Zivilisationsmenschen ist im Allgemeinen leider verflacht und minderwertig. Dadurch erhält das Blut weniger Sauerstoff und behält mehr Kohlensäure zurück. Die Ursache liegt im üblichen Bewegungsmangel und in der Atembehinderung durch die Enteropathie. Denn jeder zu große Bauch, jede Eingeweidesenkung, jede Darmentzündung und jeder Zwerchfellhochstand, wie sie bei Enteropathie vorkommen, schränken die Bewegungsmöglichkeit des Zwerchfelles ein und führen zur verflachten Atmung.

Wie kann man die Atmung verbessern?

Die verbreitete Ansicht, mit direktem Atmungsdrill eine Verbesserung zu erzielen, ist falsch. Mit forciertem Einatmen kann man sich schaden. Man kennt dies vom Aufblasen eines Luftballons: Durch das dabei erforderliche rasche, tiefe Einatmen kommt es leicht zu Schwindel und Übelkeit. Förderlich ist hingegen alles, was indirekt, also mehr automatisch und unwillkürlich, zu einem sanften, tieferen Bauchatmen führt. Die einzige normale Atmungsform in Ruhe ist die Bauchatmung. Bei dieser vergrößert sich der Leib beim Einatmen und verkleinert sich beim Ausatmen. Die wichtigste Atemverbesserung erfolgt durch folgende Maßnahmen.

Behandlung der Enteropathie

Dadurch bildet sich ein zu großer oder sonst wie abnorm veränderter Bauch zurück, es schwindet ein Atemhindernis. Auch jeder Zwerchfellhochstand verringert sich, wobei die Senkung der mittleren Zwerchfelllage um nur einen Zentimeter bereits bei jedem Atemzug um ein Drittel mehr an Atemluft zuführt. Meist senkt die Mayr-Therapie das Zwerchfell aber noch tiefer, was dann die Atemleistung, die sogenannte Vitalkapazität, entsprechend steigert und den Gasaustausch intensiviert. Sehr hilfreich ist dabei die ärztliche manuelle Bauchbehandlung nach Mayr. Die Bauchbehandlung entstaut die Bauchorgane und steigert die Atemleistung. Unterstützend wirkt auch diese selbst durchzuführende Übung.

Bauchatemübung nach Mayr

Der Übende liegt auf dem Rücken mit angezogenen Beinen. Er legt seine Hände auf dem Unterbrauch übereinander, so, dass die Kleinfinger etwa bis zum Schambein reichen (siehe Abb. rechts). Beim Ausatmen, bei dem sich der Bauch automatisch verkleinert, drücken die Hände in den Unterbauch hinein; beim Einatmen hingegen, sobald sich der Bauch zu vergrößern beginnt, geben die Hände nach und weichen zurück. Immer ist die Beachtung der drei natürlichen Atemphasen wichtig: ein – aus – Pause ...

Dabei soll man die Zeit des Ausatmens und die Pause allmählich verlängern und zwar stets so lange, bis sich der Einatmungsimpuls von selbst deutlich einstellt. Während natürlich auch hier jedes übertriebene Einatmen schädlich ist, erweist sich die Verlängerung der Ausatmung immer als günstig. Sie führt automatisch zum erwünschten sanften Tiefatmen und damit zu verbesserter Blutreinigung. Tiefes Ausatmen entstaut den Darm und regt die Peristaltik an.

Diese Übung ist morgens, unmittelbar nach dem Erwachen besonders günstig. Sie soll 5–10 Minuten lang dauern. Falls Schwindelgefühl oder Atemnot eintreten sollte, ist aufzuhören. Dies verrät aber, dass man zu schnell geatmet und die Pause zu kurz gehalten hat. Das Einatmen erfolgt durch die Nase und soll immer geräuschlos sein. Das Ausatmen geht am besten durch den Mund bei leicht zusammengepressten Lippen. Dabei soll ein Geräusch entstehen. Der Widerstand durch die geschlossenen Lippen kräftigt die elastischen Lungenfasern.

Beim Ausatmen stelle man sich vor, alle verbrauchten und schlechten gasförmigen Stoffe aus dem Körper auszublasen; beim Einatmen wieder, den ganzen Organismus mit Sauerstoff (und wenn man will, auch mit kosmischer Energie, »Prana«, »Ki« usw.) aufzufüllen. Für viele ist dabei die Vorstellung hilfreich:

- Beim Ausatmen: »Herr, mach mich frei!« – Pause –
- beim Einatmen: »Herr, mach mich neu!«

Andere Maßnahmen zur Atmungsverbesserung

- Summen und singen. Schon bei der täglichen Morgentoilette sollte man als wirksame Atempflege summen oder singen!

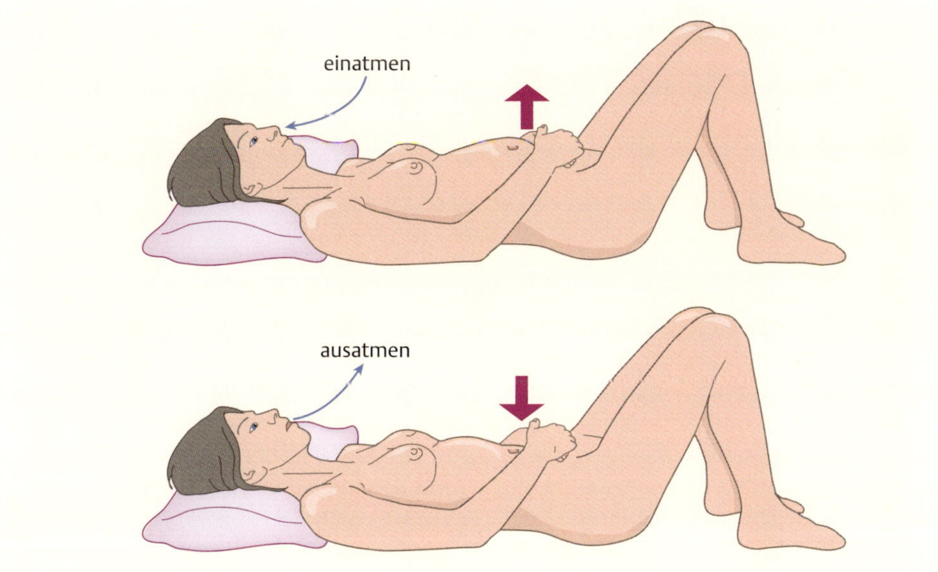

▲ Bauchatemübung nach Mayr.

- Gymnastik, Wandern, Sport, körperliche Arbeit und jede Bewegung, bei der man unwillkürlich, also automatisch zu einem leichten, tieferen Atmen kommt. Nicht förderlich sind hingegen Übertreibungen, die kurzatmig machen oder gar zum Keuchen führen.
- Das morgendliche Strecken und Recken sowie das laute Gähnen sind wertvolle Atemanregungen. Sie führen zu verbesserter Ausscheidung von Kohlensäure und anderen müdemachenden Stoffen. Das spontane Gähnen verrät Sauerstoffmangel im Gehirn und die Überladung des Blutes mit ausscheidungspflichtigen Schlacken. In diesem Falle schaffen lautes Gähnen, frische Luft und Bewegung rasche Abhilfe. Auch Seufzen kann Zeichen und Abhilfe bei Sauerstoffmangel sein.

Zur Atempflege und Kräftigung dient folgende Hauchübung: Man hauche die eigene vorgehaltene Hand etwa sieben- bis zehnmal so stark und so warm an, als müsse man eine vereiste Autoscheibe auftauen. Dabei hole man sich in der Vorstellung die Luft und Wärme aus dem ganzen Körper, nicht nur aus den Lungen. Nach jedem Aushauchen muss man stets so lange warten, bis sich der Einatmungsimpuls von selbst einstellt. Ein dabei eventuell auftretendes Gähnen ist günstig. Übungen dieser Art fördern das wünschenswerte automatische sanfte Tiefatmen.

Gesundheitspflege bei Risikofaktoren

»Diese Krankheit kommt nicht vom Himmel über den Menschen wie der Regen über die Erde.« Paracelsus

Risikofaktoren sind Bedingungen, die – wenn nichts dagegen unternommen wird – zur Entstehung bestimmter Erkrankungen führen, oft auch zum Tod. So kann etwa ein unbehandelter Hochdruckkranker mit Schlaganfall enden oder ein Kettenraucher mit Herzinfarkt. Man unterscheidet

- vorwiegend medizinische Risikofaktoren, wie Arterienverkalkung, Durchblutungsstörungen, Herz-Kreislauf-Erkrankungen, Bluthochdruck, Schlaganfall, überhöhte Blutfettwerte, Zuckerkrankheit, Thromboembolien,
- meist verhaltensbedingte Risikofaktoren, deren Ursachen vor allem in einer fehlerhaften Ernährungs- und Lebensweise liegen. Dazu zählen: Übergewicht, Nikotin-, Alkohol-, Drogen-, Medikamentenmissbrauch, Altersdiabetes, Gicht, Fehlernährung, Bewegungs- und Sauerstoffmangel, negativer Dauerstress, Fehleinstellung zum Leben.

Der Herzinfarkt wird im Volksmund als »Strafe für Kettenraucher und Schlemmer mit dem fetten Blut« bezeichnet. Tatsächlich können die verhaltensbedingten Risikofaktoren nur durch Neuordnung der Lebens- und Ernährungsweise beseitigt oder zumindest verringert werden. Aber mit den medizinischen Risikofaktoren steht es nicht viel anders. Denn diese sind, wenn sie nicht durch Erbfaktoren oder besondere Erkrankungen verursacht wurden, letztlich auch durch Fehlverhalten zustande gekommen.

wichtig

Krankheiten kommen nicht aus heiterem Himmel und zeigen enge Zusammenhänge zu den »bösen Drei«: zu Fehlernährung, Verdauungsschwäche und Verschlackung (Übersäuerung).

Daher ist bei allen Risikofaktoren Entschlackung und Neuorientierung des Lebensstils mit aktiver Gesundheitspflege zu empfehlen. Als charakteristisches Beispiel eines Risikofaktors sei auf das aktuelle Thema Cholesterin eingegangen.

Beachtenswertes zum Cholesterin

Cholesterin ist kein Gift, sondern ein lebensnotwendiger Bestandteil des Organismus. Der Körper produziert selbst Cholesterin und verwendet es als Zellbaustein und zur Bildung von Hormonen, Gallensäuren, Vitamin D usw. Außerdem erhält er es zusätzlich aus allen Lebensmitteln tierischer Herkunft. Es gibt mehrere Formen von Cholesterin. Es gibt ein »gutes«, das hohe Dichte aufweist, daher als HDL-Cholesterin (high density lipoprotein) bezeichnet. Es schützt die Gefäße und baut Ablagerungen von anderen Cholesterinarten ab. Es gibt auch ein »schlechtes« Cholesterin, das wegen seiner niedrigen Dichte als LDL-Cholesterin (low density lipoprotein) bezeichnet wird. Es lagert sich bei zu hoher Konzentration in den Gefäßen ab, wie Kalk in alten Wasserrohren, Schicht um Schicht. Es führt zu Arterienverkalkung, Herz-Kreislauf-Erkrankungen. Je höher das Gesamtcholesterin ansteigt und je tiefer das gute HDL-Cholesterin fällt, desto rascher treten Gefäßrisiken auf (siehe Tabelle).

Was ist bei erhöhtem Gesamtcholesterin zu tun?

Untersuchungsmäßig wird bei Gesamtcholesterinwerten über 200 bis 250 mg/dl eine zusätzliche HDL-Bestimmung empfohlen. Außerdem sind andere Risiko-

Richtlinien für alters- und geschlechtsentsprechende Normalwerte für Blutfette.

Alter	Geschlecht	Gesamt-Cholesterin (mg/dl)		HDL-Cholesterin (mg/dl)		Triglyceride (mg/dl)	
		mäßiges Risiko	hohes Risiko	mäßiges Risiko	hohes Risiko	mäßiges Risiko	hohes Risiko
bis 20 Jahre	Mann	165	183	40	35	91	120
	Frau	173	195	35	35	84	107
bis 40 Jahre	Mann	218	244	30	30	160	232
	Frau	202	220	30	30	96	130
über 50 Jahre	Mann	230	258	35	30	180	250
	Frau	252	281	35	30	135	186

faktoren abzuklären, da Alkohol-, Nikotin- und Koffeinkonsum, Übergewicht, Bluthochdruck, Pille u. a. Medikamente, mitunter auch Erbanlagen eine große Rolle spielen. Die Gegenmaßnahmen sind:

1. Ernährungsumstellung

Den besten Anfang stellt die Entschlackungskur nach F. X. Mayr dar. Sie senkt meist deutlich den Gesamtcholesterinspiegel und erhöht das gute HDL-Cholesterin. Dabei soll man das Rauchen endgültig abstellen, was in der Kur viel leichter als sonst gelingt, und für die Zukunft weitgehend alkoholabstinent werden. Ein bestehendes Übergewicht ist tunlichst zu beseitigen und die erzielte Gewichtsreduktion durch einen, einmal pro Woche durchzuführenden »Kurtag« mit strenger Diät zu erhalten. Dafür empfiehlt sich, immer den gleichen Wochentag als Kur- oder Gesundheitstag zu verwenden, sodass sich der Körper gut darauf einstellt. An diesem »jour fixe« kann man eventuell noch weitere gesundheitsfördernde Aktivitäten ansetzen, wie Sport, Sauna, Massage.

»Die Freizeit macht die Massen frei für Fußball, Fernsehen, Fresserei.« Eugen Roth

Die Zufuhr an tierischem Eiweiß ist deutlich herabzusetzen. Das gilt auch für die Basenräuber Zucker, Kuchen, Alkohol, Bohnenkaffee und fettreiche Nahrungsmittel mit gesättigten Fettsäuren wie Schmalz, Speck, fettes Fleisch, fetten Fisch, fettes Geflügel, aber auch Backwaren, Mehlspeisen, Konserven und die besonders cholesterinreichen Nahrungsmittel: Innereien, voran Hirn, Eidotter, Käse und Fleisch. Stattdessen ist eine mehr laktovegetabil orientierte Kost zu empfehlen mit reichlich Nahrungsfetten mit hoch ungesättigten Fettsäuren, die auf den Cholesterinspiegel eine senkende Wirkung ausüben.

2. Mehr Bewegung an frischer Luft

»Es ginge vieles besser, wenn man mehr ginge.« Zitat von Seume

Körperliches Training erhöht das gute HDL-Cholesterin und senkt den LDL-Spiegel im Blut. Besonders geeignet sind Ausdauersportarten wie flottes Wandern, Radfahren, Schwimmen oder Langlaufen, mindestens drei Stunden pro Woche. Am besten aufgeteilt als tägliches Programm von etwa 30 Minuten pro Tag.

Sportärzte empfehlen das Erreichen der optimalen Pulsfrequenz von 180 Schlägen pro Minute minus Lebensalter. Diese Frequenz sollte im Training erreicht und gehalten werden. Untrainierte Personen müssen sehr vorsichtig beginnen und sich zuvor ärztlich beraten lassen.

3. Lebenskultur im Sinne der Diaita

Die im Gesundheitsregime der Diaita (siehe S. 12) angeführten Richtlinien

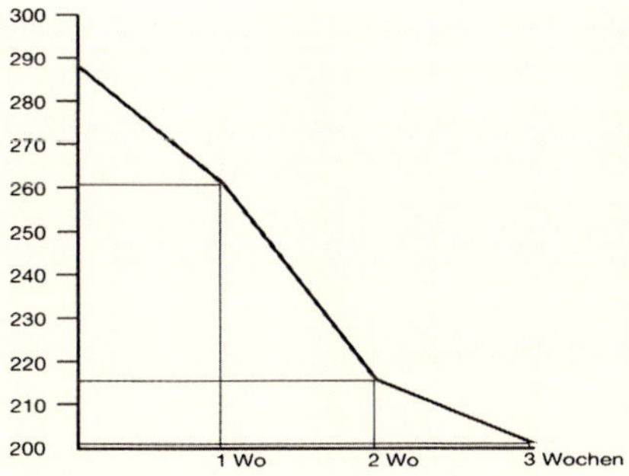

a Durchschnittliche Senkung erhöhter Cholesterinspiegel im Serum.

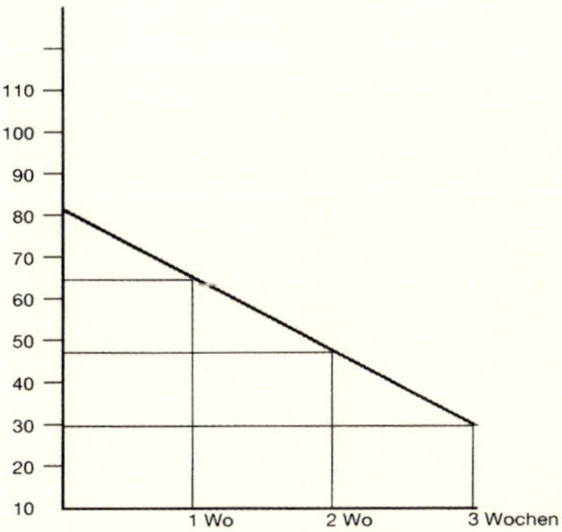

b Durchschnittliche Senkung erhöhter γGT-Werte im Serum.

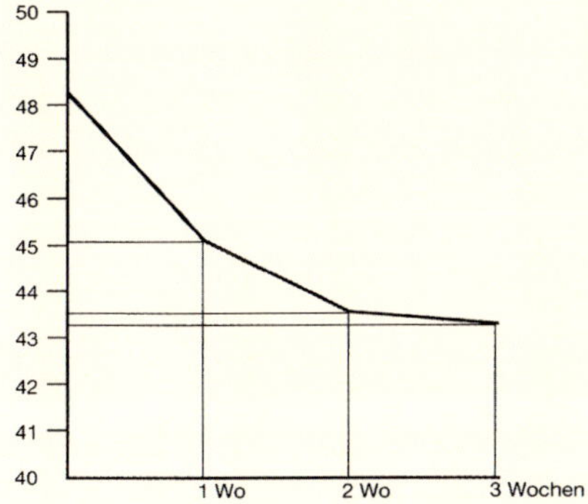

c Durchschnittliche Senkung erhöhter Hämatokritwerte im Serum.

▲ Durchschnittliche Veränderungen der Laborwerte durch 3-wöchige stationäre Mayr-Kur.

lassen sich gut in Bezug auf den eigenen Lebensstil kritisch überdenken. Wo sich praktische Verbesserungen realisieren lassen, sollte man sie tunlichst verwirklichen. Dazu gehört für viele das Thema Alkohol und Nikotin. Hier sei nur zum Rauchen angeführt, dass es das schlechte LDL-Cholesterin eindeutig erhöht und das gute HDL-Cholesterin verringert, und dies je nach Anzahl der täglich gerauchten Zigaretten. Sehr starke Raucherinnen (25 Zigaretten täglich), die außerdem die Antibabypille nehmen, haben ein 22-fach (!) erhöhtes Hirnschlagrisiko und ein 39-fach (!) erhöhtes Herzinfarktrisiko! Rauchen vermindert die Sauerstoffzufuhr und erhöht damit die Gewebe-Übersäuerung, besonders von Hirn, Herz und Beinen!

Alle Maßnahmen echter Gesundheitspflege wirken sich nicht nur auf einen erhöhten Cholesterinspiegel günstig aus. Sie verbessern auch die meisten übrigen abnormen Stoffwechsel-Laborwerte und heben den Gesundheitszustand entsprechend an. Die nebenstehende Abb. stellt die durchschnittlichen Veränderungen von erhöhten Cholesterinwerten, von erhöhten γGT-Werten (Leber) und von erhöhten Hämatokritwerten im Blutserum dar, wie sie sich aus 230 wahllos herausgegriffenen Karteikarten von Mayr-Kurpatienten ergeben haben, bei denen alle mit jeweils abnormen Ausgangswerten summarisch dargestellt wurden. Diese stammen aus dem Gesundheitszentrum am Wörthersee, bearbeitet von Dr. med. A. Witasek.

Gesundheitspflege mit anderen Selbsthilfemethoden

»Wenn du eine hilfreiche Hand brauchst, blicke auf deine eigene.«

Wer schon einmal die Segnungen einer richtig durchgeführten Mayr-Kur am eigenen Leib erfahren hat, der empfindet bei Bedarf auch das Bedürfnis nach weiteren natürlichen und nebenwirkungsfreien Behandlungsmöglichkeiten. Dies trifft etwa im Falle von Erkältungs- und anderen virusbedingten Infekten zu oder bei sonstigen körperlichen oder seelischen Problemen. Aus diesem Grund habe ich die einfachen Möglichkeiten der *Natur-Heilbehandlung der Erkältungs- und Infektionskrankheiten* (nicht mehr lieferbar) beschrieben. Ihre Wirksamkeit wurde längst durch zahlreiche Erfolgs- und Dankesschreiben aus aller Welt vor allem von Müttern mit infektgeplagten Kindern unter Beweis gestellt. Einige praktische Selbsthilfe-Methoden zur Gesundheitspflege im Zusammenhang mit der Mayr-Kur sind anschließend besprochen – lesen Sie bitte weiter

Darmspülung mit Einlauf (Klyso)

Eines der ältesten Naturheilmittel, die Darmspülung durch Einlauf, wird seit Jahrtausenden ausgeübt. Die meisten Naturvölker praktizieren diese Methode auch heute noch in verschiedenen Abwandlungen. Es gibt eine Einblasmethode, die nach alten Quellen von Gott Osiris den ägyptischen Priesterärzten übermittelt worden sein soll. Der Inhaber eines wichtigen Staatsamtes trug den ehrenvollen Titel »Hirt des Afters des Pharao«. Etliche andere Einlauftechniken von Tierblasenklistieren bis Spülkannen-Irrigator, Ballonspritze, Enema oder Ähnlichem finden in allen Erdteilen Verwendung. Die Anwendungsziele sind:

- die Entleerung bei Verstopfung und anderen Darmkrankheiten
- Reinigung und Entgiftung von Blut- und Körpersäften
- Ausleitung von Vergiftungen, Infekten, Allergien
- in Notfällen Zufuhr von Flüssigkeit, Medikamenten und Nährstoffen
- Verjüngungs-, Schönheits- und Vorbeugungsmaßnahmen. Darüber hat schon Herodot (484–425 v. Chr.) berichtet.

Im 17. und 18. Jahrhundert entwickelte sich das Klistieren mit der Klistierspritze dank überzeugender Heilerfolge zu einer Modetherapie. Diese wurde schließlich bei allen Beschwerden angewendet, maßlos übertrieben und entartete zuletzt zu einer »Klistierorgiastik« mit oft kaschiertem analerotischen Einschlag. In Frankreichs Rokokozeit gehörte Klistieren »zum guten Ton«.

Einlauf bei Erkältungs-, Grippal- und Infektionskrankheiten

Auch heute noch stellt die richtige Anwendung des Einlaufs ein hochwirksames Heilmittel der naturgemäßen Bekämpfung der Erkältungs-, Grippal- und Infektionskrankheiten dar. Es gibt bei rechter Indikation kaum eine harmlosere, schneller und überzeugender wirkende Maßnahme, die leider durch die »Zaubermittel« der Pharmaindustrie weitgehend in Vergessenheit geraten ist. Aber zu Unrecht! Die Ergebnisse der richtig eingesetzten Einläufe haben sich nicht selten jenen der Antibiotikatherapie als gleichwertig oder sogar als überlegen erwiesen. Ärztliches Einverständnis vorausgesetzt, lässt sich damit in vielen Fällen der Einsatz chemischer Medikamente ersparen. Zur Wirkungssteigerung, auch bei Schüttelfrost, hohem Fieber, Durchfällen und anderem empfiehlt sich die serienmäßige Anwendung (viermal), eventuell in Kombination mit Rumpfreibebädern oder anderen einfachen Naturheilmaßnahmen. Besonders segensreich ist die Anwendung des Einlaufs in den frühesten Beginnstadien von Infektionskrankheiten, Sommerdiarrhöen, verdorbenem Magen, Epidemien und bei Reisen in südliche Länder, wenn durch verseuchtes Wasser Brechdurchfälle und dergleichen entstehen. Hier gilt der Lehrsatz des großen Naturheilarztes Brauchle: »Noch bevor man weiß, welche der möglichen Infektionskrankheiten sich herausstellen wird, muss durch Einlauf der Darm entleert werden. Die Spülkanne ist wirklich im Beginn und Verlauf der Infektionskrankheiten ein Machtmittel erster Ordnung!«

Bei frühzeitigem und wiederholtem Einsatz des Klistiers kommt es in einem hohen Prozentsatz aller beginnenden Infekte überhaupt nicht zur (vollen) Entwicklung des Prozesses. Bei schon ausgebrochenen Erkrankungen wird durch intensive Ableitung über den Darm auch hohes Fieber meist rasch gesenkt. Komplikationen treten kaum auf, und die Gesundung wird ohne jede Nebenwirkung beschleunigt.

Während man bis heute noch, auch in vielen Kliniken, die umständliche altmodische Spülkanne zum Einlauf verwendet, vor deren Anwendung viele Personen regelrecht Angst haben, lässt sich die ganze Prozedur als Selbstanwendung mit dem handlichen Ventilschlauch mit Ballon, dem sogenannten »Klyso« in wenigen Minuten problemlos erledigen. Man macht dies allein, benötigt keine Hilfsperson und nichts anderes als genügend warmes Wasser. In südlichen Ländern mit unreinem Wasser muss abgekochtes Wasser oder Mineralwasser oder dünn gebrühter Tee verwendet werden.

Technik. Man steht am Waschbecken und führt das freie Ende des Schlauches in das Wasser, pumpt mit dem Ballon die Luft aus dem Schlauch, fettet den Analstift ein und führt ihn in den After. Nun pumpt man das Wasser so lange in den Darm, bis ein Völle- und Entleerungsdruck entsteht. Gleich darauf lässt man der Entleerung freien Lauf. War das Resultat unbefriedigend, kann man sogleich anschließend die Prozedur wiederholen, die dann meist ein besseres Ergebnis liefert.

Bei Ortsveränderung und Reisen tritt bei vielen Personen Verstopfung ein. Dabei lässt sich mit dem handlichen Klyso rasch Abhilfe schaffen, bis sich der normale Entleerungsrhythmus wieder eingestellt hat. Über die besonders hilfreiche medizinische Anwendung wie bei Darmentzündungen, Reizung der Divertikel, Hämorrhoiden, Migräne (!) usw. ist Rücksprache mit einem diesbezüglich erfahrenen Arzt notwendig.

Die häufig gestellte Frage, ob Wassereinläufe nicht die Darmflora schädigen können, ist mit aller Sicherheit zu verneinen. Einläufe beeinflussen die Darmflora ebenso wenig wie Mundspulen mit Wasser die Mundflora. Einläufe sind jedoch nicht als Dauertherapie geeignet, da sie den Darm verwöhnen würden.

Bauchmassage nach Rosendorff

Zur Anregung der Verdauungsorgane, Magen-, Darmtonisierung und Verbesserung der Darmfunktion hat sich diese Selbstmassage während und außerhalb der Mayr-Kur sehr bewährt. Sie wird regelmäßig nüchtern des Morgens, gleich nach dem Erwachen im Bett durchgeführt.

Man liegt flach auf dem Rücken mit angezogenen Beinen und streicht rasch abwechselnd mit den Handtellern in der Mittellinie des Körpers vom Brustbein nach abwärts bis zum Schambein hinunter, wobei man auf den Bauch einen leichten (!) Druck ausübt. Die Hände streichen nacheinander in raschem Wechsel etwa zwei bis drei Minuten lang von oben nach unten und erzeugen so ein angenehmes wohlig-wärmend-belebendes Reibegefühl (siehe Abb.). Darauf legt man die Hände übereinander und lässt sie gemeinsam zwischen Schambein und Nabel durch zwei bis drei Minuten im Uhrzeigersinn kreisen (= Dünndarmmassage Nr. 2). Zuletzt folgen größere Kreisbewegungen um den ganzen Bauch (= Dickdarmmassage) durch weitere zwei bis drei Minuten.

Diese Massage darf nur wohltuend und nie unangenehm empfunden werden. Sie wirkt durch sanfte Reibung. Starker Druck oder Kneten des Bauches würde sich nur ungünstig darmverkrampfend auswirken.

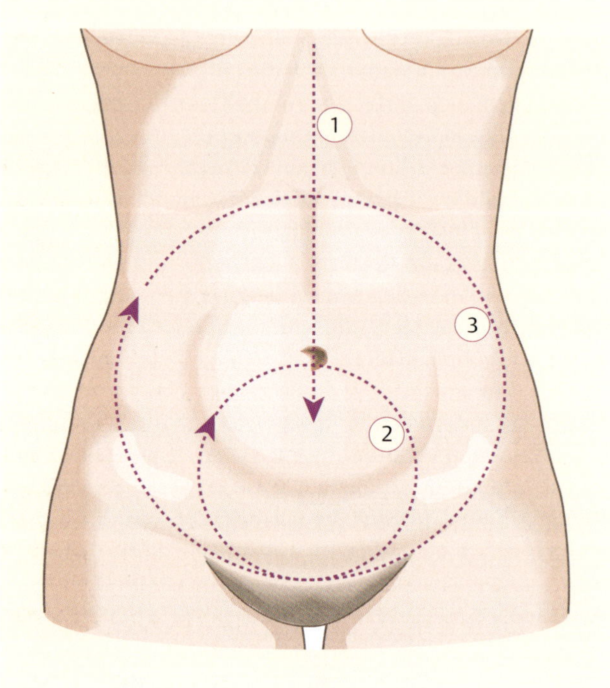

▶ Bauchmassage nach Rosendorff: 1 Längsstriche, 2 kleine Kreise, 3 große Kreise.

Ansteigendes Fußbad bei chronisch kalten Füßen

Immer mehr Menschen leiden unter ständig kalten Füßen. Da sich in den Füßen Reflexzonen für die Körperorgane befinden, kann der dauernde Kältereiz in den Füßen zahlreiche Leiden verursachen oder ihre Heilung verhindern. Das gilt besonders für chronische Stirn- und Nasennebenhöhlenprozesse, Mandelentzündungen, Erkältungs- und grippale Infekte, Gelenkleiden, Nierenbecken- und Eierstockentzündungen sowie Reizblase. Neben Reflexzonenbehandlung für Füße, Tragen von fußmassierenden Sandalen und Gymnastik hat sich das ansteigende Fußbad vielfach bewährt. Man stellt in die Badewanne einen Hocker und einen breiten Kübel, setzt sich auf den Hocker und gibt die Füße in den Kübel, in den man über die Dusche langsam warm-heißes Wasser einfließen lässt. Dabei stellt man die Wassertemperatur zunehmend heißer, sodass sie gerade noch vertragen wird. Als Folge tritt Durchwärmung der Füße und nach und nach des ganzen Körpers bis zu leichter Schweißbildung auf. Anschließend, etwa nach sieben bis zehn Minuten, duscht man die nun hochrot gewordenen gebadeten Füße und Unterschenkel ganz kurz kalt ab, frottiert sie trocken und zieht warme dicke Wollsocken an. Dieses Bad ist auch bei Beginn von Erkältungskrankheiten, bei Kälteschauer und Schüttelfrost hilfreich, und auch immer dann, wenn Wärmezufuhr benötigt wird. Nur bei stärkeren Krampfadern, die bei kalten Füßen eher selten sind, soll das Bad nicht genommen werden.

Pflege der Darmentleerung

Die Darmentleerung sollte täglich, möglichst zur gleichen Zeit erfolgen, am besten am frühen Morgen. Bei Entleerungsschwierigkeiten ist auf jeden geringsten Entleerungsimpuls zu achten und diesem nachzugehen, notfalls sind immer zur gleichen Zeit Entleerungsversuche und Selbsterziehung zur pünktlichen Ausscheidung erforderlich. Hilfreich ist reichliches Trinken schon am frühen Morgen nüchtern, etwa zweimal je ein Viertel Liter (Mineral-)Wasser oder Kräutertee, Morgengymnastik, Laufen oder anderen Sport, die Bauchmassage nach Rosendorff, die Kuhne-Bäder (siehe unten), morgens Getreidemüsli eventuell mit etwas Leinsamen. Die Leinsamen sollten nicht aufgeweicht, sondern zerstoßen und trocken dem Müsli beigegeben werden. Sie quellen dann im Darmtrakt auf und erzeugen eine schleimige Masse, die den Darm nicht reizt und seine Gleitfähigkeit verbessert. Die Anwendung solcher Hilfsmittel bedeutet auch die Notwendigkeit, von Zeit zu Zeit eine Darmreinigungskur durchzuführen.

Besonders wichtig sind die Esskultur nach Mayr und das reichliche Trinken bekömmlicher Flüssigkeiten. Je schlechter der Darm arbeitet, desto mehr Flüssigkeit ist zu trinken. Sehr zu empfehlen ist die Umstellung auf die vorwiegend laktovegetabil orientierte Kost.

Das Reibesitzbad für Frauen nach Kuhne

Es ist ein Entgiftungsbad über die weiblichen Geschlechtsteile, das die Tätigkeit der Nieren und des Darmes steigert, das vegetative Nervensystem kräftigt und der generellen Genitalgesundung dient. Es wird je nach Fall mit heißem oder kaltem Wasser durchgeführt und bei Darmträgheit, Blähsucht, Leber-, Gallen-, Magenstörungen, Nierenschäden, Nierensand, Periodenstörungen, Ausfluss, Frigidität, Abortusneigung (nur kalt!), Sterilität, Schwangerschaftsbeschwerden (nur kalt!) und vor allem zur vegetativen Kräftigung angewendet. Dieses millionenfach bewährte Bad wirkt über die schwammartigen Blutgeflechte des weiblichen Genitales und über die Nervenendkörper, die sich konzentriert in dieser Region befinden.

Technik. Das Bad wird sitzend am Bidet durchgeführt, auf einem größeren Kübel oder einer Plastikwanne, über die ein Brettchen gelegt wurde. Auch ein Plastikeinsatz unter dem Toilettensitz ist geeignet, nur muss man bei diesem schon während des Bades das Wasser erneuern. Zu geringe Wassermengen werden zu rasch »verbraucht« (giftig). Beine und Gesäß bleiben außerhalb des Wassers, Beine und Oberkörper können bekleidet oder mit einer Decke bedeckt sein. Die Badedurchführung mit heißem Wasser ist nur bei Frauen besser, die ständig frieren, unter kalten Füßen leiden und Verlangen nach innerer Durchwärmung und Entkrampfung haben. Ansonsten wirkt es meist in der kühlen Form intensiver, darf aber nur in durchwärmtem Zustand genommen werden. Die Badende soll während des Bades nie frieren!

Durchführung. Die Badende taucht einen Naturschwamm oder ein altes lockeres Leinentuch in das Wasser und spült damit, möglichst viel Wasser hochnehmend, leicht von unten nach aufwärts streichend, über die äußeren Geschlechtsteile; diese werden ständig sanft (!) gerieben, hin- und hergewaschen und bespült. Die Badedauer beträgt 20 Minuten, kann aber auch länger genommen werden. Das erste Bad kann in etwas lauwarmem Wasser durchgeführt werden, dann wird es meist immer kälter vertragen, wobei die Wassertemperatur von 12–14 Grad schließlich die intensivste Wirkung ergibt. Während der Periodenzeit wird das Bad nicht durchgeführt.

Als besonders hilfreich hat sich das Reibesitzbad bei allen Frauen erwiesen, die schon mehrere Entbindungen hatten, wahrscheinlich deshalb, weil ihre Geschlechtsorgane eine verbesserte Durchblutung aufweisen. Näheres über das Reibesitzbad in *Blut- und Säftereinigung*.

Das Auslaugebad (indifferentes Bad nach Pirlet)

Es eignet sich für viele chronisch Kranke, bei denen durch Anregung der Hauttätigkeit eine Zustandsverbesserung herbeigeführt werden kann. Bekanntlich stellt die Haut ein wichtiges Entgiftungsorgan, die sogenannte dritte Niere dar. Viele Rheumatiker, Leidende an multipler Sklerose, an chronischen Gelenksprozessen, Gelenksversteifungen, Hüftgelenks- und Wirbelsäulenveränderungen sind nahezu schwitzunfähig. Gerade bei ihnen wäre aber eine wirksame Entgiftung über die Haut enorm wichtig und entlastend. Das Auslaugebad kann jeder allein in seiner Badewanne durchführen, am besten mehrmals wöchentlich, abends vor dem

Schlafengehen. Es steigert allmählich die Ausscheidungs- und Entgiftungsfähigkeit der Haut, was man dann selbst an dem nach und nach immer stärker werdenden »Schmutzsaum« (= Schlacken, Säuren!) am Badewannenrand nach dem Bade feststellen kann. Zur Intensivierung der Entsäuerung kann man auch Soda-Natrium-Karbonat in das Wasser geben. Alle Details siehe *Blut- und Säftereinigung*.

Das Rumpfreibebad nach Kuhne

Es gehört wie das Reibesitzbad für Frauen zu den am stärksten wirkenden natürlichen Heilverfahren. Es steigert die Tätigkeit der Verdauungsorgane, der Lungen, der Nieren und der Haut. Daher wird es bei Störungen des Verdauungsapparates empfohlen, bei Darmträgheit, Leber-, Gallenstörungen, Bronchialleiden, Kopf-, Nasen-, Nebenhöhlen- und Nierenbeschwerden sowie zur Anhebung der Grundgesundheit. Es ist im Buch *Blut- und Säftereinigung* abgebildet und beschrieben.

Gesundheitspflege der Frau

»Verdauung, Gesundheit und Schönheit hängen eng zusammen.« F. X. Mayr

Die Frau hat mehr Körperbewusstsein und mehr Gespür als der Mann für die Bedürfnisse des Organismus zur Gesundheitspflege und Erhaltung eines jugendlichen und attraktiven Aussehens. F. X. Mayr hat als Erster die engen Zusammenhänge zwischen Gesundheit, Schönheit und Verdauung beschrieben und den Weg aufgezeigt zur »Verjüngung des Menschen durch fachgemäße Wartung des Darmes«. Tatsächlich geht die Reinigung des Darmes und die Entschlackung des Körpers sehr oft mit zahlreichen, oft kaum für möglich gehaltenen günstigen Veränderungen einher, mit verjüngtem Aussehen und Empfinden, messbar an verbesserter Figur und Körperhaltung, kleinerem Bauch, reinerer und strafferer Haut, schönerem Haar usw., was dann von Seiten dankbarer Patienten unter anderem zu der Devise führte: »Alles neu – macht der Mai. Alles neuer – macht die Kur nach F. X. Mayr.«

Ohne Zweifel wirkt sich die Gesundung des Verdauungsapparates auch ganz besonders auf die Frauenorgane und das hormonelle Geschehen der Frau aus. Die erste universitäre Instanz, die sich je mit der Mayr-Therapie befasste, war die erste gynäkologische Klinik in Wien. Dort wurden nach Mayr sowohl Störungen des Hormonhaushaltes behandelt, wie Menstruationsstörungen, chronische Eierstockentzündungen, gutartige Knotenbildungen in der weiblichen Brust, Gebärmutter- und Scheidensenkung, unfreiwilliger Harnabgang oder Scheidenausfluss.

Die therapeutischen Erfolge erklären sich durch die Entgiftung des Organismus. Da die Hormondrüsen auf Darmgifte besonders empfindlich reagieren, führt die Darm- und Blutreinigung zu einer Harmonisierung des Hormonhaushaltes mit all ihren wohltuenden Auswirkungen. Eine Rolle spielt dabei auch die mechanische Entlastung der Frauenorgane. Der bei Enteropathie meist vorhandene Druck von gesenkten, hinunterdrängenden, oft überfüllten Eingeweiden wird durch Darmreinigung so verringert, dass sich die mechanisch gedrückten Eierstöcke und Genitalgefäße und die dadurch nach abwärts gedrängten Organe Gebärmutter, Scheide und Blase oft schnell regenerieren. Auch bei Frauen, die schon mehrfach wegen gynäkologischer Senkungsbeschwerden und unkontrolliertem Harnverlust ohne Dauererfolg operiert worden waren, wurde dadurch in zahlreichen Fällen Beschwerdefreiheit erzielt. Mitunter werden auch gutartige Myome verkleinert oder ihr Weiterwachsen verhindert, sodass sich Operationen erübrigen.

Zu diesen zahlreichen Störungen und Leiden der Frau, zu vorzeitigem Altern und Einbußen an gesundheitlicher Lebensqualität müsste es nicht immer kommen, wenn man die beschriebenen Gesundheitsregeln und ein regelmäßiges Entschlacken beachten würde, wie es ja schon seit Jahrtausenden die Religionsstifter alljährlich ihren Gläubigen geboten haben.

Während der Mayr-Kur können vorübergehend Verschiebungen und Veränderungen der Monatsblutungen auftreten, die eventuell stärker werden, länger andauern, Missfärbungen samt Verklumpungen aufweisen und ungewöhnlich intensiv riechen. Offensichtlich findet eine Reinigung des Genitales statt und eine Entgiftung des Blutes über das »Reinigungsventil« der Periodenblutung. Generell kann man beobachten:

- Die Monatsblutungen nach der Kur verlaufen kürzer, geregelter und diskreter.
- Weißer Ausfluss (Fluor albus), auch wenn er bisherigen Therapien getrotzt hat, pflegt zu verschwinden (Unterstützungstherapie: Reibesitzbäder nach Kuhne).
- Gelblich rahmiger Ausfluss, der verschiedenste Ursachen haben kann (Infektionen oder Pilze), spricht auf frauenärztliche Behandlung nun besser an.
- Zysten und andere gutartige Tumore können sich verkleinern (Unterstützungstherapie: Reibesitzbäder nach Kuhne).
- Chronische Unterleibsentzündungen können sich völlig zurückbilden, die Anfälligkeit zu Eierstock- und Eileiterentzündungen schwindet (Unterstützungstherapie: Reibesitzbäder nach Kuhne).

Empfängnisbereitschaft und Sterilität der Frau

Da die Reinigungskur die Fruchtbarkeit der Frau erhöht, was als gynäkologisches Gesundungszeichen aufzufassen ist, sollten Patientinnen im empfängnisfähigen Alter darauf aufmerksam gemacht werden. Dies gilt vor allem für Frauen, die im Laufe der Kur sichtlich »aufblühen« und weiterhin auffallend an weiblicher Attraktivität, Ausstrahlung usw. gewinnen.

Lehrerin, 48

» Das unverhoffte Mutterglück

Sie führt wegen Migräne eine ambulante Mayr-Kur durch. In der vierten Woche geht es ihr blendend, sie sieht unvergleichbar attraktiver aus. Ich mache sie auf erhöhte Empfängnisbereitschaft aufmerksam. Sie meint aber, seit ihrer Entbindung vor 28 Jahren wäre sie trotz weiteren Kinderwunsches steril geblieben, ohne je Verhütungsmaßnahmen getroffen zu haben. Ihr Intimleben fände außerdem selten statt, sodass sie in dieser Hinsicht keine Sorgen habe. Zwei Monate später berichtet sie bei der Kontrolluntersuchung, dass keine Migräne mehr aufgetreten sei, dass sie sich aber wegen eines Gebärmuttertumors operieren lassen müsse. Ich empfahl dringend, einen zweiten Gynäkologen aufzusuchen. Mit Recht. Der »Tumor« war eine Schwangerschaft. Die darüber auch wegen ihres Alters entsetzte Dame brachte sieben Monate später eine gesunde Tochter zur Welt, ein sogenanntes »Mayr-Kind«, das sie später als das größte Glück ihres Lebens bezeichnete.

Im Anschluss an die von mir geleiteten Ärzte-Ausbildungskurse in Diagnostik und Therapie nach Mayr, bei denen die Teilnehmer die Mayr-Kur genau durchführen, werden immer wieder einige Kolleginnen erhoffter- oder gelegentlich auch unerhofftermaßen schwanger. Dies hat allerdings mit meiner Person nachweisbar genauso wenig zu tun wie im folgenden Fall:

Angestellte, 32

» Herr Doktor, ich bekomme ein Kind!

Mit seit sieben Jahren vergeblichem Kinderwunsch. Bisherige gynäkologische Therapien erfolglos. Nach einer dreiwöchigen Mayr-Kur und einer vierwöchigen Nachkur rief sie mich an, wobei sie in ihrer Aufregung so laut in das Telefon ruft, dass meine daneben stehende Frau jedes Wort versteht: »Herr Doktor, ich bekomme ein Kind, und das verdanke ich allein ihnen!« Zuerst erstarrte meine Frau, dann löste sich alles in Heiterkeit auf.

Natürlich gibt es auch zahlreiche Fälle von Sterilität, bei denen die Mayr-Kur nicht helfen kann. Würden aber nur jene Eltern, die »Mayr-Kinder« bekamen, dem Beispiel einer dankbaren Mutter folgend ihren Sohn Franz Xaver genannt haben, so würden heute schon sehr viele diesen Namen tragen.

Mayr-Kur und Schwangerschaft

Es ist wohl selbstverständlich, dass der Gesundheitszustand der Vorfahren weitgehend den Gesundheitszustand der Nachkommen bestimmt. Die Erbqualität der Eltern und der Zustand der Mutter in den 270 Tagen der Schwangerschaft entscheiden maßgeblich über

- Größe und Geburtsgewicht des Neugeborenen,
- Weitervererbung von gesundheitlichen Vorzügen und Schwächen,
- Anlagen und Krankheitsdispositionen für das spätere Leben.

So kommt dem Gesundheitszustand künftiger Eltern vor der Kindeszeugung und der Lebensweise der Mutter während der Schwangerschaft entscheidende Bedeutung zu. Daher kann man jungen Ehepaaren nur den Rat geben, vor geplanter und verantwortungsbewusster Zeugung eines Kindes alles Sinnvolle zu unternehmen, um eine möglichst gute gesundheitliche Verfassung zu erzielen. Schon 1949 hat F. X. Mayr geschrieben, dass »Menschen umso erfolgreicher quantitativ und qualitativ Kinder zeugen können und dass Frauen umso leichter, beschwerdefreier und sicherer Kinder zur vollen Reife austragen und gebären können, je vollkommener ihre Gesundheit ist«.

WISSEN

Für ein gesundes Kind

Da der Embryo allein vom mütterlichen Blut beatmet und ernährt wird, und da er in seinem Gedeihen entscheidend vom Zustand dieses Blutes abhängig ist, kann man bei jeder geplanten und bei jeder eingetretenen Schwangerschaft eine richtig durchgeführte Mayr-Kur gar nicht nachdrücklich genug empfehlen. Sie wird sich für Mutter und Kind nur vorteilhaft auswirken.

Heute wissen wir schon Wesentliches über die möglichen Schädigungen des Embryos durch Nikotin- und Alkoholkonsum der Mutter. Das Rauchen einer einzigen Zigarette genügt schon, um die Herztätigkeit des Embryos sofort enorm aufzupeitschen. Zahlreiche chemische Medikamente können Keimschäden bis Missbildungen verursachen. Röntgenuntersuchungen mit noch zulässigen Strahlendosen steigern die Gefahr für die Ungeborenen, später an Leukämie zu erkranken, auf das Zehnfache. Rauschgifte, auch einige Zeit vor Eintritt der Schwangerschaft zuletzt eingenommen, können zu Fehl- und Totgeburten oder zu schweren Embryonalschädigungen führen.

Der Kurbeginn kann zu jeder Zeit der Schwangerschaft stattfinden, auch noch knapp vor der Entbindung. Es sollte aber der frühest mögliche Zeitpunkt gewählt werden. Die Kur hilft bei den häufig einsetzenden abnormen Appetit- oder Fressphasen der Schwangeren, die zu unerwünschten starken Gewichtszunahmen mit etlichen Komplikationen führen können. Auch bei zahlreichen anderen Schwangerschaftsproblemen, bei allergischen Erscheinungen und Intoxikationsbildern, sogar bei Beginn der gefürchteten Schwangerschaftskomplikation Eklampsie ist die Kur zu empfehlen.

Hausfrau, 29

» Nach einer Woche sind die Beschwerden verschwunden

Sie bekommt im achten Schwangerschaftsmonat plötzlich sehr hohen Blutdruck, heftige Kopfschmerzen, Augenflimmern, Doppeltsehen und Brechreiz. Im Harn findet sich reichlich Eiweiß. Diagnose: Prä-Eklampsie, sofortige Klinikeinweisung empfohlen. Stattdessen führt die Patientin eine Mayr-Kur mit Milchdiät durch, kombiniert mit Reibebädern nach Kuhne. Nach einer Kurwoche sind die Beschwerden verschwunden, der Blutdruck gesenkt, nach drei Wochen zeigt sich ein normaler Urinbefund. Termingemäß findet eine komplikationslose Entbindung von einem gesunden Mädchen statt.

Findet schon in den ersten Monaten der Schwangerschaft eine ausreichende Entgiftungskur statt, dann kommt es äußerst selten zu Komplikationen. Kaum glaubhaft, aber für den erfahrenen Mayr-Arzt wohl vertraut, sind kosmetische Auswirkungen. Bei konsequenter Kurdurchführung in den ersten Monaten der Schwangerschaft entstehen keine oder fast keine Schwangerschaftsnarben. Die bekanntlich bei vielen Schwangeren auftretenden Dehnungszerreissungen der Bauchhaut, oft der ganzen Bauchdecke und der Brüste, treten nicht auf. Auch die Körperhaltung der Schwangeren wird weniger verändert und die Schwangerschaft von der Umwelt wesentlich später wahrgenommen. Über Gallenbeschwerden, Venenstauungen, Varizenbildungen, Ödeme, Hämorrhoiden, Herz-, Kreuz- und viele andere Beschwerden wird von Schwangeren nach einer Mayr-Kur nicht oder in erheblich verringertem Ausmaß berichtet.

Während der Stillzeit ist die Kur nicht erlaubt. Jedoch kann bei Milchstauung und Entzündung der Brüste der Wöchnerin und zur Abstillung die Bittersalzlösung durch einige Tage gegeben werden. Sie wirkt entstauend, sekretionsmindernd, entzündungshemmend und nimmt die Beschwerden.

Die Kur jeder Schwangeren muss vom Mayr-Arzt individuell dosiert werden. Wegen der erhöhten Geschmacksempfindlichkeit kann man der salinischen Lösung Zitronensaft zufügen oder das besser schmeckende F. X.-Passagesalz verwenden. Auch muss den echten Bedürfnissen der Schwangeren nach bestimmten Auf-

> **WISSEN**
>
> **Komplikationsloser Ablauf**
>
> Bei jeder Schwangerschaft und bei allen ihren Störungen haben sich die kalten Reibesitzbäder nach Kuhne bewährt. Mayr-Kur und Kuhne-Bäder sind große Hilfen für komplikationslosen Ablauf von Schwangerschaft und Entbindung sowie für die Herstellung der günstigsten Bedingungen für das Ungeborene.

baustoffen entsprochen werden. Außer den ohnehin besonders zu empfehlenden Milchprodukten, die kalkreich sind, sollen auch Kalk in biologischer Form (Apotheke) sowie Mineralstoffe und Vitamine, insbesondere Vitamin D_3 zugeführt werden. Bewährt haben sich verschiedene ärztlich verordnete homöopathische Einzelmittel oder Mischpräparate wie Bikomplex 22, der Calcium fluor., Calcium phos., Ferrum phos., Kalium phos., Magnesium phos. und Silicea in homöopathischer Verreibung enthält. Ergänzend das Gewebemittel 1 (Caulophyllum cp.) D6. Bei der sogenannten eugenischen Kur nimmt die Schwangere etwa alle sechs Wochen eine einzige Gabe eines homöopathischen Mittels gegen mögliche, die Konstitution des Kindes schwächende Erbbelastungen ein. Zur Durchführung genügt ein einmaliger Besuch bei einem homöopathisch ausgebildeten Arzt.

Für die Dauerkost der Schwangeren gilt alles, was im Kapitel »Neuorientierung der Ernährungsweise« (siehe S. 52) beschrieben wurde. Besonders ungünstig sind Rauchen, Alkohol, Bohnenkaffee, sowie Zucker und Süßigkeiten als Mineralräuber. Früher sagte man, jedes Kind kostet der Mutter einen Zahn (Kalkabbau). Heute fällt dem homöopathisch geschulten Arzt auf, dass zunehmend mehr Neugeborene konstitutionelle Kalkmängel aufweisen. Dem kann man durch genügend Kalkzufuhr während der Schwangerschaft vorbeugen und sie allenfalls durch homöopathische Behandlung des Kindes beheben.

Mit der Muttermilch erhält der Säugling Abwehrstoffe gegen Infektionskrankheiten. Der Schutz kann ein bis mehrere Jahre reichen. Ungestillte Kinder müssen Abwehrstoffe (Antigene) erst durch Kontakt mit Krankheitserregern aufbauen. Stillen lässt sich durch nichts ersetzen. In der Stillzeit ist die Einnahme von Mineralstoffen zu empfehlen.

WISSEN

Gute Gesundheit

Kinder, die von Müttern entbunden werden, die sich an die Richtlinien F. X. Mayrs gehalten haben, sind nicht besonders groß, nicht aufgeschwemmt und nicht pastös. Sie entwickeln sich hervorragend und zeigen fast ausnahmslos eine besonders gute Gesundheit (»Mayr-Kinder«).

Mayr-Kur und Operation

»Zuerst das Wort – dann die Diät – dann die Arznei – und zuletzt das Messer.« Uralte Therapieregel

Mithilfe der Mayr-Kur hat sich schon eine große Zahl von bereits vorgesehenen Operationen verhindern lassen. Der Bogen spannt sich von Magenoperationen wegen Magen-, Zwölffingerdarmgeschwüren, Gallenblasen-, Blinddarmoperationen, Darmoperationen wegen Divertikel (häufig!), Hämorrhoiden bis zu Gebärmutter- und Bandscheibenoperationen.

Das gelingt natürlich nicht immer, vor allem nicht, wenn der Erkrankungsprozess schon zu weit fortgeschritten ist. Dann aber ergibt sich eine weitere bewährte und sehr dankbare Kuranzeige.

Rentner, 70

» Der Mann ist seither beschwerdefrei

Er kommt wegen Bauchbeschwerden zur Mayr-Kur. Bei der Untersuchung ist ein Dickdarmtumor zu tasten. Das daraufhin veranlasste Röntgenbild zeigt Darmkrebs von etwa zehn Zentimeter Länge. Der Patient führt daraufhin durch zwölf Tage eine Entschlackung mit Milchdiät durch und wird direkt anschließend operiert. Die Operation und der anschließende Heilprozess verlaufen außerordentlich zufriedenstellend. Der Mann ist seither beschwerdefrei. Er wiederholt gelegentlich, mehr aus Vorbeugungsgründen, die Mayr-Kur und erfreut sich derzeit im 80. Lebensjahr einer altersgemäß durchaus zufriedenstellenden Gesundheit.

Die Operationsvorbereitung

Möglichst knapp vor der nicht zu verhindernden Operation führt man eine Mayr-Kur durch. Damit macht man das Blut nachweisbar dünner, senkt den oft zu hohen Hämatokritwert und normalisiert andere, etwa vorhandene Risikofaktoren. So beseitigt man weitestgehend das gefürchtete Operationsrisiko der Bildung von Blutgerinnseln (Thrombosen) und deren Verschleppung in Hirn oder Lungen (Embolie). Man verhindert damit auch die Gefahr möglicher Komplikationen und verbessert die Heilungstendenz im nachoperativen Verlauf derart deutlich, dass sich die Chirurgen immer wieder über die ungewöhnlich rasche Wiederherstellung der Patienten wundern. Mayr-Kur-Patienten sind immer die ersten unter den etwa zur gleichen Zeit Operierten, die wieder aufstehen können, die sich schon relativ bald nach der Operation wieder wohl fühlen und aus der Klinik entlassen werden. Bei den zahlreichen, von mir in über 50 Jahren beobachteten Patienten, die als Operationsvorbereitung eine Mayr-Kur durchgeführt haben, zeigte sich ausnahmslos der zuvor beschriebene rasche komplikationslose Heilungsverlauf, die rasche Wundheilung und vorzeitige Klinikentlassung.

Diplomat, 54

» Die vorgesehene Hüftoperation kann verschoben werden

Dieser kommt mit einem ausgeprägten Hüftgelenksleiden wiederholt zur Mayr-Kur und kann damit jedes Mal seine Gehfähigkeit so verbessern, dass die ursprünglich vorgesehene Hüftoperation bis zu seinem 64. Lebensjahr verschoben werden kann. Danach lässt er sich im Anschluss an die Mayr-Kur operieren, wobei er einen hervorragend guten Heilungsverlauf aufweist und sich guter Beweglichkeit erfreut.

Nachwort

Da Ernährungs- und Lebensweise unseren Gesundheitszustand maßgeblich bestimmen, liegt die Entscheidung über Krank- oder Gesundwerden weitgehend bei uns selbst. Gute Arzneien und andere Therapien können sicher da oder dort unterstützend wirken, sie können aber nie unsere eigenen Bemühungen um unsere Gesundheit ersetzen. Dass diese Bemühungen im Rahmen einer Mayr-Kur von einem diesbezüglich speziell ausgebildeten Arzt gelenkt und unterstützt werden sollen, ist in Anbetracht der tief eingreifenden heilsamen Wirkung dieser Kur unerlässlich und wohl leicht verständlich. Weniger verständlich ist es, dass auch heute noch eine Anzahl von Krankenversicherungen eine Beihilfe oder Kostenerstattung bei solchen naturgemäßen Heilverfahren ablehnt. Man beruft sich dabei auf eine »Wissenschaftlichkeitsklausel«, nach der keine Leistungspflicht besteht, wenn die Behandlungsmethode nicht eine »allgemeine wissenschaftliche Anerkennung« gefunden habe.

Dies wirft nun die Frage auf, wer, welche Institutionen oder welche Interessengemeinschaften verleihen das Prädikat einer »allgemeinen wissenschaftlichen Anerkennung«? Sind damit die Kliniken gemeint, die bei einem vorwiegend schwerkranken Patientengut in völlig anderer Richtung forschen und therapieren, und die zumeist sehr wenig Interesse für Lebensstil- und Ernährungsfragen aufbringen, worüber sich ja jeder anhand der Beschaffenheit der üblichen Klinikkost ein überzeugendes Bild machen kann. Oder hätten da Gesundheitsbehörden oder gar verschiedenste Interessenvertretungen mitzureden? Dass Apparatehersteller nur eine Apparatemedizin fördern und die Pharmaindustrie nur eine Pharmamedizin erscheint wohl logisch. Wer aber soll etwas für eine ganz einfache Fasten-Diät-Heilmethode tun, bei der keine chromblitzenden Apparate, keine kostspieligen Instrumente, keine Nierensteinzertrümmerer oder Kobaltbomben, ja nicht einmal chemische Pharmaka angewendet werden? Ja, im Gegenteil, bei der man bestrebt ist, den Patienten von Medikamenten-(Über)-konsum möglichst frei und unabhängig zu machen und bei der »nur« der Arzt mit Wort, Diät und eigener Hand auf den Patienten einwirkt?

Hier sei nur eines festgestellt: Der wahre Wert einer Heilmethode liegt nicht in der Anerkennung durch irgendwelche Institutionen, sondern einzig und allein in ihrer Fähigkeit, kranke Menschen gesund zu machen oder Gesunde gesund zu erhalten.

Dass die Mayr-Methode diese Fähigkeit besitzt, haben längst Hunderttausende dankbarer Mayr-Patienten aus allen Erdteilen am eigenen Leib (und Seele!) erfahren. F. X. Mayr, seine Schüler und alle jene, die dank eigener Mitarbeit die Regeneration nach Mayr an sich erlebt haben, wissen um den mühsamen und langwierigen Entwicklungsgang der Anerkennung einer so einfachen und genialen, und durch niemanden, auch durch keine Institutionen geförderten Heilmethode. Schon Jensen schrieb:

»Wer allen etwas vorgedacht
wird jahrelang erst ausgelacht.
Begreift man die Entdeckung endlich
so nennt sie jeder selbstverständlich!«

Heute sind wir noch nicht im Stadium der Selbstverständlichkeit. Aber es wird kommen, spätestens zu einer Zeit, in der man nicht wenige der heute hochgelobten und von den Versicherungsträgern voll unterstützten Behandlungsmethoden als Irrtum oder Fehlentwicklung bezeichnen wird.

Fasten, Diät und sinnvolle Mitarbeit an der eigenen Gesundheit, wie sie F. X. Mayr lehrt, sind überzeitlich wirksame Heilverfahren, die unabhängig von offiziellen Anerkennungen Wesentliches für die Volksgesundheit und für jeden Einzelnen leisten, der bereit ist, für sich selbst daraus heilsame Konsequenzen zu ziehen. Dass dies möglichst Vielen glückhaft gelingen möge, das wünsche ich allen Lesern dieses Buches!

Praktische Hinweise

Wer sich entschlossen findet, die natürlichen Ratschläge Dr. Mayrs in seine Lebensweise einzubauen, möge sich besonders mit folgenden Kapiteln befassen:

- »Esskultur nach Mayr« (S. 54)«
- »Ernährungsweise aus der Sicht des Säure-Basen-Haushaltes« (S. 65)
- »Gute und schlechte Zusammenstellung der Speisen« (S. 72)
- »Abhilfe gegen Übersäuerung« (S. 75)

Als weiterführende Literatur dienen *Milde Ableitungsdiät* sowie *Blut- und Säftereinigung*. Wer sich für systematischen seelischen Aufbau interessiert, lese *Autosuggestion und Heilung* (nicht mehr lieferbar) sowie *Sieben Heilwege für Seele und Körper* (nicht mehr lieferbar). Die Einbindung einer überkonfessionellen seelisch-geistig-religiösen Einstellung in den Heilungsprozess wird in *Spiritualität und höhere Heilung* (nicht mehr lieferbar) dargestellt. Eine Liste der aktuell lieferbaren Bücher finden Sie auf. S. 112.

Voll ausgebildeten Mayr-Ärzte, die ambulant Mayr-Kuren durchführen, sowie Mayr-Kurkliniken finden Sie auf der Homepage der Internationalen Gesellschaft der Mayr-Ärzte (oder Sie können sich gegen Rückporto eine Liste zuschicken lassen):

Internationale Gesellschaft der Mayr-Ärzte
Stoderplatzl 64
A-8962 Gröbming
Tel.: 0043-664/9228294
Fax: 0043-512/38666434
E-Mail: office@fxmayr.com
www.fxmayr.com

Ärzte-Ausbildungskurse in Diagnostik und Therapie nach F. X. Mayr finden mehrmals jährlich statt. Als Grundlage dient das *Lehrbuch in Diagnostik und Therapie nach F. X. Mayr* von E. Rauch, Haug-Verlag. Alle Teilnehmer führen dabei selbst die Mayr-Therapie durch.

Bei Fragen können Sie sich auch an den Sohn des 2003 verstorbenen Verfassers wenden: Dr. Florian Rauch. Er betreut die Neuauflagen der Bücher. Dr. Florian Rauch ist ebenfalls praktizierender Mayr-Arzt mit eigener Praxis in Wien.

Dr. Florian Rauch
Gatterburggasse 23
A-1190 Wien
Tel.: 0043 664/3374833

Verwendete Literatur

Bô Yin Râ. **Der Sinn des Daseins.** Bern: Kober; 1981

Bô Yin Râ. **Das Buch vom Glück.** Bern: Kober

Böhmig U. **Experten über Butter und Cholesterin.** Wien: Fachverlag Gesundheit; 1989

Brauchle A. **Naturheilkunde des praktischen Arztes.** Stuttgart: Hippokrates; 1951

Coué E. **Die Selbstbemeisterung durch bewusste Autosuggestion.** Basel, Stuttgart: Schwabe

Derbolowski U. **Richtig atmen hält gesund.** Düsseldorf: Econ.

Die große Nährwerttabelle. München: Gräfe und Unzer

Glaesel KO. **Heilung ohne Wunder und Nebenwirkungen.** Konstanz: Labor Glaesel

Glaesel KO. **Gesundheit biologisch gesteuert.** Konstanz: Labor Glaesel

Jörgensen H. **Die Irrtümer über den Säure-Basenhaushalt.** Naturarzt 10; 1989

Kern B. **Allgemeine Bedeutung des Säure-Basen-Gleichgewichts.** Sanum Therapie-Seminar, 19.4.1986

Kern B. **Verhütung von Schlaganfällen durch Entsäuerung.** Leonberg: HP-Heilkunde 2; 1983

Krutoff L. **Nie zu alt um jung zu sein.** Düsseldorf: Econ.

Nacamura T. **Das große Buch vom richtigen Atmen.** Wien: Scherz

Oetinger-Papendorf I. **Durch Entsäuern zu seelischer und körperlicher Gesundheit.** Selbstverlag

Oetinger-Papendorf I. **Base ist Leben – Säure ist Tod.** Naturarzt 10; 1989

Pirlet K. **Der Katarrh aus pathophysiologischer und therapeutischer Sicht.** Erfahrungsheilkunde 1988; 37 (4): 195

Pirlet K. **Klinische und naturheilkundliche Diätetik.** Heilkunst 1988; 101:199

Rohlffs, Rodrian, Pirlet. **Intestinale Autointoxikation und Cancerogenese.** Münch. med. Wschr. 1976; 188 (41): 1327.

Rosendorff A. **Neue Erkenntnisse in der Naturheilbehandlung.** Bietigheim: Turmverlag

Schipperges H. **Wege zu neuer Heilkunst.** Heidelberg: Haug

Wendt L. **Die Eiweißspeicherkrankheiten.** Heidelberg: Haug; 1987

Zglinicki Fr. v. **Kallipygos und Aeskulap.** Baden-Baden: Angewandte Wissenschaften

Zum Weiterlesen

Rauch E. **Die Darmreinigung.** Wie Sie richtig entschlacken, entsäuern und ein ganz neues Lebensgefühl gewinnen. 44. Aufl. Stuttgart: TRIAS; 2019
Welche Mayr-Kurformen gibt es – welche ist für mich die beste? Wie verläuft die Behandlung, was muss ich beachten? Wie kann ich die Heilung meines Darmes wirkungsvoll unterstützen? Abgerundet durch ebenso einfache wie zeitgemäße Ernährungsregeln halten Sie Ihren Kurerfolg, Ihr Körper wird dauerhaft entsäuert und entschlackt.

Mayr P. F.X. Mayr: **Die gesunde Ernährung nach der Kur.** Stuttgart: TRIAS; 2015
Sie haben mit der Milden Ableitungsdiät entgiftet, entschlackt und entsäuert? Dann hilft Ihnen dieses Buch, einfach gesünder zu essen, statt Diät zu halten. Sie finden viele leckere Rezepte, die alle den Prinzipien der Mayr-Medizin entsprechen und den Weg zu einer dauerhaft gesünderen Ernährung ebnen.

Rauch E, Mayr P. **Die neue Milde Ableitungsdiät nach F.X. Mayr.** 19. Aufl. Stuttgart: TRIAS; 2021
Das Originalwerk über die Heilkost der milden Ableitungskur. Kochrezepte in drei Abstufungen, Richtlinien für eine gesunde Dauerkost.

Rauch E, Mayr P. **Milde Ableitungsdiät für Beruf & Alltag.** 4. Aufl. Stuttgart: TRIAS; 2017
Ihr idealer Einstieg in die Erfolgskur.

Mayr P, Stossier H. **Die Candida-Diät.** Endlich Schluss mit Darmpilzen. 7. Aufl. Stuttgart: TRIAS; 2019
Der Mayr-Arzt Dr. Harald Stossier klärt auf: Wie entsteht Candida, welche Beschwerden erzeugt sie, welche naturheilkundlichen Medikamente unterstützen die Therapie, wie schalten Sie Therapiestörer aus und worauf kommt es bei der Ernährung an? Mit gezielter Anti-Pilz-Diät vom Küchenchef Peter Mayr.

Rauch E, Mayr P. **Die Kohlenhydrat-Lüge.** Was an den gängigen Ernährungslehren falsch ist. 2. Aufl. Stuttgart: Trias; 2011 (ePub)
Dr. Rauch räumt mit überkommenen Lehren auf und stellt sich bewusst gegen Ernährungspäpste und Industrie, die trotz neuester Erkenntnisse bei ihren Empfehlungen bleiben.

Worlitschek M. **Säure-Basen-Haushalt.** Wie Sie Ihren Körper wirkungsvoll entsäuern. 8. Aufl. Stuttgart: TRIAS; 2019

Rauch E. **Lehrbuch der Diagnostik und Therapie nach F.X. Mayr.** Kriterien des Krankheitsvorfeldes, der Gesundheit und Krankheit. 4. Aufl. Stuttgart: Haug; 2015
Das erste umfassende Grundlagenwerk für Ärzte und Therapeuten.

Register

Bibliografische Information der Deutschen Nationalbibliothek
Die Deutsche Nationalbibliothek verzeichnet diese Publikation in der Deutschen Nationalbibliografie; detaillierte bibliografische Daten sind im Internet über http://dnb.d-nb.de abrufbar.

Programmplanung: Uta Spieldiener

Redaktion: Anne Bleick
Bildredaktion: Christoph Frick

Umschlaggestaltung: © Thieme
Layout: CYCLUS · Visuelle Kommunikation, Stuttgart

Bildnachweis:
Umschlagfoto und Bild S. 3: ©Anna Puzatykh/stock.adobe.com
Fotos im Innenteil: S. 4, 9: ©BillionPhotos.com/stock.adobe.com; S. 5, 38: ©New Africa/stock.adobe.com; S. 6, 64: ©mescioglu/stock.adobe.com
Zeichnungen: Christine Lackner, Ittlingen: S. 19, 26, 87, 96; Otto Stefferl, Wien: S. 20

6. Auflage 2022

TRIAS Verlag in Georg Thieme Verlag KG
Rüdigerstraße 14, 70469 Stuttgart, Germany
www.trias-verlag.de

Printed in Germany

Satz und Repro: Fotosatz Buck, Kumhausen
Druck: AZ Druck und Datentechnik GmbH, Kempten

Gedruckt auf chlorfrei gebleichtem Papier

ISBN 978-3-432-11571-9 1 2 3 4 5 6

Auch erhältlich als E-Book:
eISBN (ePub) 978-3-432-11572-6

TRIAS, einer der führenden Ratgeberverlage im Bereich Gesundheit, gehört zur Thieme Gruppe, marktführender Anbieter medizinischer Fachinformationen und Services. Anspruch der Thieme Gruppe ist es, den im Gesundheitswesen tätigen Berufsgruppen sowie allen an Gesundheit Interessierten genau die Informationen und Angebote bereitzustellen, die sie in einer bestimmten Arbeitssituation oder Lebensphase benötigen. Durch die hohe Qualität und zielgruppenspezifische Relevanz der angebotenen Leistungen bereitet Thieme den Weg für eine bessere Medizin und mehr Gesundheit im Leben.

Thieme